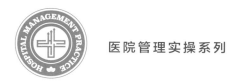

医院管理实操系列

公立医院战略管理案例与实操

余 波　杜忠华　主编

PUBLIC HOSPITAL

STRATEGIC MANAGEMENT

U0364658

复旦大學出版社

主编简介

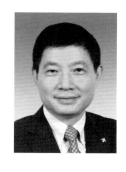

余 波　医学博士、中欧国际工商学院高级管理人员工商管理硕士（EMBA）、主任医师、二级教授、复旦大学博士生导师、清华大学医院管理研究院硕士生导师、上海市医学重点专科学科带头人、上海市领军人才、国务院特殊津贴获得者。曾荣获"上海市仁心医者""上海医务工匠""上海市优秀共产党员"等荣誉称号。

现任复旦大学附属浦东医院院长、党委副书记，兼任中国质量协会医疗与健康分会副会长、中国医院品质管理联盟副主席、上海市医院协会副会长、国家卫生健康委员会脑卒中防治工程委员会缺血性脑卒中专业委员会副主任委员，中国医师协会血管外科医师分会常务委员、上海市医学会血管外科专科分会主任委员等职。

担任复旦大学附属浦东医院院长近10年，在医院管理实践中，通过战略管理实现了医院跨越式发展，带领医院两次通过国际医院质量与安全标准认证，连续9年获得全国医院品管圈大赛一等奖，获浦东新区区长质量管理奖和上海市质量管理奖。2020年带领团队实施的"双'C'驱动卓越管理模型在医院管理中的应用"获人民网公立医院高质量发展典型案例及上海市医院管理创新成果三等奖。

主编简介

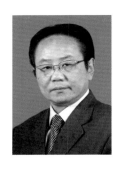

杜忠华 复旦大学附属浦东医院原党委书记，兼任浦东新区医学会疼痛分会主任委员。

曾任上海市浦东新区人民医院副院长、工会主席、纪委书记、党委副书记等职。担任医院党委书记近6年，在长期的党建工作思考与管理实践中将党的领导融入医院管理各环节，打造了一支甘于奉献、敢于担当、争创一流的职工队伍，形成了精诚团结、齐心协力、向上向好的医院文化氛围，有效带动医院各项工作健康、快速、规范开展。曾带领医院团队获得上海市卫生健康系统第二批"医疗服务品牌"项目；2016年浦东新区卫生健康系统"基层精神文明建设创新工作项目"；浦东新区卫生计生系统先进基层党组织；2016年上海市五一劳动奖状；2016年上海市教卫工作党委系统十佳好人好事；2021年度上海市公立医疗机构区域医疗中心门诊病人满意度调查第二名等集体荣誉。

序 一

我国经济已由高速增长阶段转向高质量发展阶段，卫生健康事业和公立医院如何高质量发展，亟需切合当前形势进行研究探讨。公立医院运营管理要坚持公益性、整体性、融合性、成本效率和适应性五项原则，以新时期卫生与健康工作方针和公立医院事业发展战略规划为指引，推动核心业务工作与运营管理工作深度融合，提升运营管理效益和投入产出效率。

2009 年起，浦东医院开始引入 QC 小组活动，确立了以科室 QC 小组为平台的全员参与的质控管理模式。医院强化品管圈工具运用，通过全院全员培训，临床医疗护理一线圈员辅导，夯实了自下而上的"三全"（全院、全员、全过程）的质量管理过程。

2011 年，浦东医院引入战略绩效管理，以患者为中心，为患者提供日益改良的医疗与健康服务，提高组织的总体绩效，在医院发展史上首次提出了医院的愿景、使命与价值观，建立了医院战略目标体系，提出了医院发展八大战略，通过完成分年度计划与重点的工作目标，医疗技术服务能力得到了快速提升。

医院围绕卓越管理和品质安全两大核心要素，引入以顾客为导向，从财务、客户、内部业务流程、学习和创新四个角度来促进医院战略执行的平衡计分卡（BSC）工具；以全员为基础，提升现场管理水平的持续改进（QCC）工具作为载体。BSC 是战略管理工具，QCC 是过程管理工具，将二者结合，互相应用，与医院总体战略形成了大－中－小的三环交叉、互相驱动的模型。BSC 驱动从医院战略层面进行推进，更加关注医院中长期目标，但受外部环境影响较大，存在需要持续改进和不断完善的问题。QCC 从日常管理角度出发，强调目标达成的"短、频、快"，是员工基于工作现场的自发自愿管理，重视内生动力，受外部环境影响较小。将 QCC 与 BSC 管理工具进行融合，实现宏观层面与微观层面管理统一，促进医院管理自上而下及自下而上的双轨机制并行。

上海市浦东医院结合实际，通过内、外部环境分析，先后制订、调整医院"十二五""十三五"战略总体规划，推动了公立医院高质量发展，创新了管理模式和运行方式，提高了医院运营管理科学化、规范化、精细化、信息化水平。

此书，集结医院近十年的医院战略管理实践精华，通过丰富、翔实、具有参考价值的案例形式进行撰写，从战略管理应用、战略目标体系、战略环境分析等角度，形成医院"十二五"期间的八大战略，积极探索，制订战略实施方案，依靠战略控制不断检验、修正、优化原战略方案，促使医院战略落地。 在"十二五"战略成果的基础上，浦东医院乘胜追击，以战略为导向，结合 SWOT 分析及波特五力分析，确定医院"十三五"发展六大战略主题，研究"十三五"战略地图并提炼分解指标，通过战略控制监管战略实施、战略反馈调整战略执行，最终得以实现战略价值与战略再循环，不断持续改进，促进医院战略螺旋式上升，取得医院发展的卓越成就。

人民健康是民族昌盛和国家富强的重要标志。 没有全民健康，就没有全面小康。 全面建立中国特色基本医疗卫生制度、医疗保障制度和优质高效的医疗卫生服务体系，健全现代医院管理制度，是每家医院发展的使命所在。 愿此书能为中国医院管理者提供参考。

中国医院品质管理联盟主席

中国质量协会医疗与健康分会会长　　刘庭芳

北京协和医学院卫生健康管理政策学院医院领导力与管理学系创始系主任

序 二

　　《公立医院战略管理案例与实操》一书与读者见面了，这对传播先进的医院管理理论和方法，推广新公立医院战略管理研究成果和成功案例，提高医院管理者管理水平和领导艺术，促进我国公立医院现代管理制度改革与发展有重要的现实意义。

　　医院领导者是医院管理活动中的关键角色。 在推进我国公立医院现代管理制度改革和发展中，着力培养和造就一批优秀的管理人才是一项十分重要的工作。 本书的主编、上海市浦东医院院长余波教授是年轻一代医疗专家型管理者中的佼佼者。 在政府和上级主管部门的支持下，余波和他的管理团队以及全体医务员工的共同努力下，历经 12 年的不懈奋斗，把一所二级医院打造成三级医院，并于 2012 年成为复旦大学附属医院（筹）。 在这里，我不仅看到是他们"求真务实、不断创新、努力奋斗"的精神，而且还看到他们将战略管理的理念、思路、方法和艺术运用于上海市浦东医院的成功案列。 本书理论与实践并重，学术性与普及性兼顾，既有可读性又有可操作性，是一本比较科学而又实用的公立医院管理者培训和参考用书。

　　我国公立医院正面临着改革与发展所带来的前所未有的挑战和机遇。 加强管理科学理论的学习和研究，尤其是医院战略管理，这是对医院管理者的必然要求。 我希望这本书对公立医院管理者有所帮助。 同时我也希望编者和读者共同努力，为积极推进我国公立医院现代管理制度改革与发展做出有益的贡献。

原卫生部政策与管理专家委员会委员
上海交通大学医学院副院长　　　　陈志兴
上海交通大学中国研究院副院长

序 三

随着《关于推动公立医院高质量发展的意见》的颁布，强化体系创新、技术创新、模式创新和管理创新，构建公立医院高质量发展新体系等已成为业内瞩目的发展纲要和航标。

展望公立医院高质量发展的明天，每一家具有使命担当的医院，都会有着明确的目标，如打造国家医学中心、区域医疗中心、省级高水平医院、城市一体化医疗集团和县域医共体的新型服务体系等。但坚持公益性和医疗服务主体地位，坚持由规模发展向内涵发展转变，以体系创新、技术创新、模式创新和管理创新来提高医疗质量、技术能力和人民群众获得感是所有公立医院的共同目标。在复旦大学医院管理研究所历年的全国最佳医院排行榜名单中，不难发现上榜医院多是有着深厚文化和悠久历史，坚持技术创新和科学管理。

上海市浦东医院作为近年快速发展的一家三级医院，本书以其发展历程，凝练管理前沿的理论，进行案例与实操的融合，从战略管理的视角，阐述医院文化之基，即愿景、使命和价值观在医院发展中的重要意义，同时从战略制订、选择和实施执行等战略管理的各个过程进行案例描述与实操佐证。本书还对战略管理中所需用到的管理工具进行了介绍，是一本实操性、可读性很强的医院战略管理著作。

当前，公立医院进入高质量发展阶段，也必将迎来医院管理职业化阶段，合格的职业化医院管理者应具备领导力、战略管理和商业技能，通过本书的学习是对医院管理者们战略管理能力和思维的一次熏陶和拓展。

我一直认为，医院管理是一门学科，尤其是在当下公立医院高质量发展的时期，管理创新是提升高质量发展水平、保证质量、提高人民群众获得感的关键，是新时期医院公益性宗旨得到落实的灵魂和命脉。我们只有在理念、制度、方法、措施上达成共识，切实落实，才能取得理想结果。

我相信,《公立医院战略管理案例与实操》对医院管理者和广大医务人员在公立医院高质量发展阶段医院管理水平有很大帮助,启迪颇多。

复旦大学医院管理研究所所长   高解春

序 四

迈进"十四五"新征程，公立医院管理在医院高质量发展阶段的作用越来越重要。战略管理是组织一切管理的基础、前提和方向。战略就是以持续拥有精彩未来为目的，对未来开展探索的旅程。在这个旅程中，管理层需要确保整个组织奔跑在正确的航路上。没有战略的机构，就是灵魂上的"流浪汉"。因此，战略是生死大计，决定着组织的方向和命运。它是一个医院发展的前景目标和系统工程，决定的是医院的科学发展道路与轨迹，体现的是组织发展的中心与管理的本质。如何衡量一个好医院的先进性与价值，首先就要看其战略管理的有效性。

战略是思想和智慧的合集，是现实向不远将来美好的邀约；人生如组织，需要清晰的目标，明确的使命和正确的价值观；组织如人生，让战略指引其在各个阶段卓越成长，飞多高、飞多远、飞到哪里去？本书以上海市浦东医院的发展战略为例，探讨医院战略管理的发展历程。分析浦东医院是如何历经"十二五""十三五"时期的高速提升，两次通过国际质量安全认证，成功创建成为三级医院，以及如何运用战略管理工具帮助医院实现战略引领下的高质量、可持续发展。医院经营要实现可持续发展的目标，就必须注重自身的经营战略，做好自身发展的定位，规划当前和未来的发展目标。该书前半部分从战略管理概述、愿景、使命、价值观、战略目标体系、战略环境分析、战略总体规划入手，回答了战略有没有、战略好不好、战略实不实、战略快不快的问题，同时也证明了院长作为一名战略领导者具有构建战略的远见和雄心，能深入洞察行业生态的演进，优化资源能量，打造组织能力，适应和引领战略变革，将战略变为管理人的行为和员工行为，推动战略落地。后半部分侧重战略方案与实施、战略控制与反馈、战略管理工具运用，阐述如何补齐医疗行业的管理短板，用企业战略管理机制的方法和艺术来调整组织结构，促进现代医院管理，诠释了战略成功的两个要素：正确的战略方向及匹配的组织能力。 战略决定组织，组织跟随战略，组织决定成败。 全书既有理论知识又有实践案例，既有现状分析也有具体措施，为广大医疗卫生行业人员、卫生行政管理干部提供了全方位了解医院战略管理的多重视角，具有很强的科学性、创新性和可操作性。

公立医院战略管理的本质就是获取竞争优势的战略管理过程，医院不缺管理人员，但是更需要一批具有卓越领导力的管理者，领导力的本质不是建立在权利和职务的基础上，它应该建立在个人魅力的基础上，员工不仅是服从你，而是追随你。 随着社会经济和医学科学的发展以及健康观念和医疗需求的变化，一家医院创新体制、革新医院结构、合理资源配置、完善管理制度必须基于医院的战略发展，靠着大家对医院文化的高度认同，拥有共同的事业愿景、使命、价值观和高度责任感，各级部门齐心发力，提升医院核心竞争力，以适应国家医疗卫生体制改革的深化。 重视医院的战略管理，可以使医院更加积极主动，而不是被动地塑造自己的未来。

"每天心里都有无数的种子发芽，却没有一颗长成参天大树，这究竟是希望还是失望。"这是罗素先生的一句话，我从 1996 年开始涉足医院管理、战略培训，一路走来也有这样的感觉，借本书出版的机会与大家共勉。

原山西省儿童医院院长　　白继庚

前言

　　党的十九大作出"实施健康中国战略"的重大决策，将维护人民健康提升到国家战略的高度。 2021 年 2 月 19 日，中央全面深化改革委员会第十八次会议审议通过《关于推动公立医院高质量发展的意见》提出，将推动公立医院高质量发展，坚持以人民健康为中心，坚持基本医疗卫生事业公益性，坚持医防融合、平急结合、中西医并重，以健全现代医院管理制度为目标，强化体系创新、技术创新、模式创新、管理创新，加快优质医疗资源扩容和区域均衡布局，为更好地提供优质高效医疗卫生服务、防范化解重大疫情和突发公共卫生风险、建设健康中国提供有力支撑。 作为人民卫生健康服务主体的大型公立医院，在推进卫生健康事业高质量发展，深化医改，统筹医院战略规划，实施医院战略管理，助力"健康中国"战略中扮演重要角色。

　　医院战略管理是医院发展的前提与核心的管理任务，是坚持社会主义公益办院方向、贯彻落实健康中国战略的具体体现，也是医院所有管理工作的出发点和落脚点。 近年来，随着医改的深入，2017 年 1 月 13 日实施的《公立医院领导人员管理暂行办法》要求完善选拔任用和管理监督机制，建设一支高素质领导人员队伍，对我国公立医院领导人员提出了新的任务和要求。 公立医院领导者需要在坚持公益性基础上，掌握医院战略管理思维，运用战略管理的策略、方法及手段，科学制订医院的发展战略，建立科学、高效的现代医院管理制度，使战略规划落实到医院的学科发展与质量安全的每一个方面，从而提升医院竞争力，促进医院的快速健康发展。

　　上海市浦东医院是一家有着 90 年历史的综合性公立医院，随着政府对公立医院办医需求增加、百姓对医疗服务期望水平的提高，亟需解决百姓对健康需求与区域医疗服务供给不平衡的矛盾，医院转型发展面临巨大挑战。 2011 年，医院新的领导班子基于战略管理，制订了详细的"十二五"战略规划，首次提出了医院的愿景、使命与价值观，建立了医院战略目标体系，通过将医院发展八大战略分年度计划实施，医院重点工作目标顺利完成，医疗技术服务能力得到了快速提升，实现了上海市重点专科、住院医师规范化培训基地、研究生教学、SCI 论文、国家自然科学基金等项目突破发展。2015 年 12 月，正式成为复旦大学附属医院。2016 年，医院在"十三五"战略发展规划中调整了六大战略，通过导入平衡计分卡工具，将战略目标层层分解落实，医院学科人才建设得到进一步发展，通过《卓越绩效评价准则》（GB/T 19580）标准认证，医院成为了区域医疗行业发展与质量管理标杆。

　　鉴于上海市浦东医院在战略管理中的成绩，国家卫生健康委员会能力建设和继续教育中心委托上海市浦东医院开展"公立医院战略管理案例课程体系构建"课题研究，并作为主要师资在全国多地进行了战略管理的授课巡讲。医院根据近十年医院战略管理实践精华，以案例形式编写了《公立医院战略管理案例与实操》教学读本。读本采用实用案例与战略管理理论结合的方式，分享了医院在战略管理方面取得的创新性成果，在培训过程中得到了学员们的好评，在此汇编成册，为医院管理者提供可供交流与复制推广的范本。

　　医院战略管理实践过程得到了医院管理知名学者的大力指导，他们将一生所学倾囊相授，使我们能够较快地将战略管理知识应用于医院管理实践。在此成书之际，向刘庭芳教授、高解春教授、陈志兴教授、白继庚教授致以衷心感谢！

　　由于本书编撰时间仓促，我们对战略管理理论的掌握还有所欠缺，现代战略管理内涵也在医院变革中不断升华，需要学员读者进行更深层次论证修正，并给予更多的建议指导。

复旦大学附属浦东医院院长　　余　波

复旦大学附属浦东医院党委书记　施庆红

二○二二年十月

目录

第一篇

战略管理概述
——先谋后事者昌
医院竞争力与发展的真谛

没有战略的企业，就像一艘没有舵的船，只会在原地转圈，也像流浪汉一样无家可归。

——乔尔·罗斯（美国管理学家）

今天，"战略"一词已经广泛运用于经济、政治、外交、军事、文化、教育、科技及环境保护等各个领域，对于多数医院管理者而言，战略管理既重要又神秘。有的公立医院管理者把战略思维的过程视为一个"黑箱"，对战略形成过程中的细节，并没有给予足够的关注；也未能感受到有战略机会时的兴奋和选择战略时痛苦的深切体验。有的公立医院凭经验管理，"走到哪里，滑到哪里"，甚至于产生了"我们从来不制订战略，但医院一样可能生存和发展"的思想，也有管理者在真正面临发展困境时才会想起战略问题。

什么是战略？如何实施战略？"先谋后事者昌"，针对公立医院领导者能力建设，战略管理的思维训练是必须跨过的一道坎。

第一章 开篇案例:战略引领医院 从成功走向卓越

上海市浦东医院暨复旦大学附属浦东医院位于东海之滨,邻近浦东张江科学城及浦东国际机场,是浦东中南部最大的医学中心。医院占地面积223亩,核定床位1 000张,设临床医技科室32个,员工2 000余人,年门急诊量230万,住院病人5万,住院手术3.6万例,是集医疗、教学、科研、预防、康复为一体的公立三级综合医院。历经岁月嬗递,拥有90年历史的浦东医院在不断扩大的舞台上,以战略为引领,书写出全新的精彩篇章。

一、变化与困境中的战略谋划

上海市浦东医院前身为南汇区中心医院,始建于1932年,为宋庆龄等知名人士发起设立的国民伤兵医院。1994年,医院通过全国首批二级甲等综合医院评审。2008年,医院整体搬迁至位于惠南镇拱为路2800号的南汇医疗中心。2009年,南汇区整体并入浦东新区,医院也在融入浦东二次创业的同时,面临生存危机与发展挑战。如何从一家区属二级医院突破困境,实现快速转型发展,是医院领导班子一直以来思考的问题。

2011年3月,医院新的领导班子在余波院长带领下审时度势,制订了科学、完整的"十二五"战略发展规划,首次明确提出了医院的愿景、使命与价值观,确定了医院的战略目标、战略目标体系及八大战略方案。

在愿景的指引下，医院提出"立足浦东，辐射上海及周边地区。成为浦东南片地区的医教研中心及高地，打造在浦东乃至上海具有品牌影响力的综合性三级医院"的五年战略总目标，通过 SWOT 分析，确定了名院名医、医院管理、质量服务、医院品牌、医院文化、科教人才、信息数字化和医疗联合体等医院发展八大战略。并且，围绕创建三级医院，建立一套医院战略目标体系，包括名医名院目标、医德医风服务质量目标、科教目标、文化建设目标、员工成长福利目标、管理运营经济目标，按照《上海市三级综合医院评审标准》进行年度目标任务分解，细化达标分值和责任科室。

二、 竞争与变革中的战略实施

一家医院要完成战略构想，更像是"仰望星空"；而实现战略目标，则更需要"脚踏实地"。为实现医院的战略目标，浦东医院在发展初期始终着眼于两个平台建设，一个是复旦大学平台，一个是国外医学中心的平台。医院管理团队清醒认识到，要实现医院跨越式发展，就不能按部就班，而需要与时间赛跑。医院可持续发展的核心在于有一批既有高超的医疗技术、又在科研和教学方面有所建树的医学专家，而要培养及吸引一批这样的人才，前提是要有大学附属医院的发展大平台。为此，医院把眼光投向了国家首批"985"高校——复旦大学。然而，复旦大学底蕴深厚，门槛高、标准严，二级医院要成为复旦大学的附属医院，实非易事，甚至"想成为复旦医院几乎不可能"。

从"不可能"向"实现"迈进，医院先向复旦大学申请筹建附属医院，按照附属医院的要求自评。初步具备附属医院的条件后，2011 年 12 月，复旦大学附属浦东新区南汇中心医院（筹）正式挂牌。复旦大学广阔的空间，让医院从学术、人才、教学、业务等方面得到了全面提升。4 年后，经过上海市教育委员会与上海市卫生健康委员会多轮联合评审，浦东医院正式成为复旦大学附属医院。

为实现名医名院战略，医院不断加大人才的培养速度，大量培育优势学科。医院相继引进了以上海领军人才、浦江学者、复旦大学博士生导师为代表的一批职称结构、学历结构合理的优秀人才队伍。 同时，医院加大科教奖励力度，推出"浦秀计划""浦英计划""浦菁计划"，冲刺国家级和上海市医学重点专科、浦东重点学科群、高峰高原学科，以老百姓的期盼为落脚点，打造脑血管、心血管、骨科、肿瘤等优势学科。 医院承担复旦大学本科生全程理论教学和研究生、规培生等的培养工作，拥有国家级住院医师规范化培训基地等 7 大基地。"十二五"期间，医院在上海市医学重点专科、教育部"985"医院优势学科、浦东新区重点学科群、高原学科、重点学科等方面都取得了零的突破，并实现量的逐年递增。 2021 年，血管外科、骨科、肿瘤科等 28 个学科获得上海市医学重点专科、浦东新区高峰高原学科等立项，立项数居浦东新区首位。

医疗质量是医院管理永恒的主题，质量与服务是医院的八大战略之一，医院在前期质控 QC 小组的基础上，推广以基层员工为实施点，以全院各科为实施面的品管圈（QCC）医疗质量管理活动，并以此建立、健全质量管理模式。2014 年，药剂科"甜甜圈"在第二届全国医院品管圈大赛上获得一等奖。 此后，医院连续 8 年蝉联全国医院品管圈大赛一等奖。 在推进质量安全战略的过程中，2013 年，医院也启动国际医疗质量安全标准认证，遵循"以人为本、质量至上、知行合一、持续改进"理念，依靠全体员工的力量共同创建医院质量管理新体系，于 2015 年与 2018 年，两次通过了国际医疗质量与安全标准的论证。 2017 年，医院导入卓越绩效评价准则（GB/T19580），在全院推行卓越绩效标准的运用。 2020 年，医院实施的"双'C'驱动卓越管理模型在医院管理中的应用"获人民网公立医院高质量发展典型案例、首届上海市医院管理创新成果三等奖。

浦东医院的精神是"与时逐、铸精医"。 2012 年，医院启动与杜克大学合作共建糖尿病外科学科，与哈佛大学开展医院管理培训，与美国加利福尼亚大学旧金山分校合作成立保肢中心，并重点在急救创伤、健康管理、人员培训、医院管理等多领域合作。 2014 年，浦东医院成为美国杜克大学唯一在海外设立的临床医学合作基地。 2016 年，通过全球竞争，医院成为上海迪士尼乐园官方医疗保障单位。

创新发展，科技先行。 2012 年，浦东医院提出了"科创中心"理念，并对

1 500 m² 的行政后勤楼进行改造，命名为医学科研与创新中心。 科创中心以"医学科研以解决临床问题为目的，临床实践为科研提供研究课题"为宗旨，组建了生化与分子与细胞生物学、组织病理学、生物信息与样本库和实验动物中心等四大技术平台。 2015 年 3 月，复旦大学生物医学研究院-附属浦东医院联合实验室挂牌，多项国家级和市级的项目落地科创中心。 2018 年，3.4 万 m²的复旦大学上海医学院（浦东）科研教学楼落成，上海医院中唯一一个灵长类模式动物专业技术服务平台、上海市血管病变调控与重塑重点实验室等一批专业技术服务平台、临床研究中心、临床转化联合实验室、5G 时代智慧医疗项目在浦东医院建成。

将改善服务作为医疗改革的重要指标。 为了提升医疗服务感受度，切实提高人民群众的获得感，浦东医院开展了全员代言医院专项礼仪培训，推进优质护理和优秀护士评选，并成立病友服务部，整合预检服务、导医服务、便民中心、运送中心、礼仪服务、投诉接待、呼叫中心、随访中心八大功能，让患者的需求得到一站式解决。 从 2011 年开始，医院先后引入以 RBRVS 为导向的新绩效管理系统、预算管理系统、BI 决策系统、运营系统，以工作量为奖金计算的基础，品质为考核手段，透过可控成本监管，使医院降本增效，并实施倾向于临床一线的绩效考核方案，提高医务人员工作积极性。

浦东医院始终恪守公立医院公益性。 医院深入贯彻落实党委领导下的院长负责制，首创惠民医盟、区域化大党建品牌，推行精神文明查房、"6S"管理，夯实人文服务基础。 医院高度重视传承、弘扬、创新中华优秀传统文化，将文化自信根植于每一位党员干部、员工心中，有力助推了职工凝聚力和竞争力的增强、医务人员整体素质的提高、和谐医患关系的构建，提高了医院综合服务质量与核心竞争力。 医院在援摩、援疆、援滇、援川、援鄂中奋勇当先，先后荣获全国"三八"红旗集体、上海市文明单位、上海市五一劳动奖状、上海市新冠肺炎疫情防控先进集体等荣誉；打造了"云病理，穿越万水千山""业务紧密型医疗卫生协同发展网"等上海市改善医疗服务行动"医疗服务品牌"，涌现了全国劳动模范、上海市优秀共产党员等一批先进个人和优秀事迹。

三、 创新与突破中的发展跨越

　　岁月承载着历史的脚步，从实践的风雨洗礼中走来。 从战略目标维度来看，医院愿景描述了全体员工共同向往的远景目标和美好理想。 上海市浦东医院在这激烈的竞争中逆流而上，每一个时期都有明确而有效的战略主线引领，并在医院里程碑式的发展进程中起着主导作用，才能最终实现创新与突破中的跨越发展，逐步建立起现代医院管理体系。

　　2011 年 12 月，筹建复旦大学附属医院。

　　2012 年 10 月，更名为上海市浦东医院。

　　2013 年 3 月，荣获上海市文明单位。

　　2014 年 2 月，与美国杜克大学合作办医，打造一批精品学科。 10 月，首次获得第二届全国医院品管圈大赛一等奖。 12 月，成为上海市志愿者服务基地。

　　2015 年 1 月，成为上海市企业文化建设示范基地。 9 月，高分通过国际质量安全标准认证。 12 月，复旦大学附属医院创建成功。

　　2016 年 4 月，通过全球竞争，成为上海迪士尼乐园医疗保障单位。 5 月，荣获上海市五一劳动奖状。 10 月，获得 2016 第四届全国医院品管圈大赛课题研究型品管圈专场一等奖。

　　2017 年 4 月，获得上海市改善医疗服务行动"医疗服务品牌"。 8 月，荣膺第二届浦东新区区长质量奖，是浦东新区首家获得政府质量奖荣誉的医疗机构。

　　2018 年 4 月，荣获上海市质量管理奖和首届"上海医改十大创新举措"。 6 月，成为国家健康管理示范基地和医院品质管理联盟品管圈培训基地。 9 月，荣获亚洲医疗质量改进优秀项目二等奖，开设复旦大学"医院质量评价与管理工具应用"课程。 10 月，通过国际质量安全标准认证复评审，荣获首届国际QCC 大赛银奖。

　　2019 年 5 月，成为国家高级卒中中心。 7 月，通过中国胸痛中心认证。 10 月，获得第七届全国医院品管圈大赛平衡计分卡专场一等奖。 11 月，高分通过三级综合医院评审。 12 月，成为国家《医院章程》起草单位和现代医院管理制度试点医院。

2020 年 9 月，荣获上海市抗击新冠肺炎疫情先进集体。 10 月，蝉联八届全国医院品管圈一等奖，荣获中国质量协会"全国优秀 QC 小组"、人民网公立医院高质量发展典型案例、上海市首届医院管理创新成果三等奖。

2021 年 6 月，完成国家卫生健康委员会能力建设和继续教育中心课题"公立医院战略管理案例课程体系构建研究"，成为全国医院品质管理联盟副主席单位、医院品管圈联盟失效模式与效应分析和根本原因分析法（HFMEA&RCA）专业委员会主任委员单位。 7 月，成立医院管理研究院。

第二章　战略与战略管理

一、 医院战略管理概念内涵

（一）战略管理概念

战略，早期应用于军事，我国古代曾经出现过如"兵略""谋略""韬略""方略"等军事用语。

在国外的历史中，战略一词早期也应用于军事。 19 世纪瑞士军事家诺米尼在《战争艺术概论》中，说："战略是在地图上进行战争的艺术。"普鲁士军事理论家比洛在《最新战法要旨》说："战略是关于在视界和火炮射程以外进行军事行动的科学。"

对一个国家来说，战略关系到民族、军队、人民的生死存亡，关系到国家的生存与发展，我们不能不慎重观察、分析、研究和选择。 随时代变化，战略由军事上用于克敌制胜，转化为在市场中延续企业经营，战略研究从军事领域转为非军事领域，并且在非军事领域也蓬勃发展，百家争鸣。

随着战略内涵变化与延伸，战略转变为组织从全局进行谋划的方略，而战略管理则是在战略基础上，为实现全局总目标，通过规划，运用具体的战术手段，达成企业发展目标的管理过程。

美国管理学家钱德勒在 20 世纪 60 年代出版的《战略与结构： 美国工业企业史的若干篇章》一书中，以杜邦、通用等企业为例，提出"结构跟随战略"的思想，即企业的组织结构需要根据战略的调整而进行变动，此书也被认为是企业战略管理研究的开篇之作。

通常而言，战略管理被认为是在战略引导下，组织确定其愿景、使命，按照组织外部环境和内部条件设定的战略目标，为保证目标的实现进行谋划，将人、财、物等资源进行整合，并依靠组织的内部能力进行谋划和决策，并付诸实施，在实施过程中进行控制的一个动态管理过程。

20世纪80年代末90年代初，随着企业战略管理在国内的研究与深入，战略管理在我国公立医院也逐步受到了关注和研究。在公立医院的领导者心中，面向21世纪的公立医院战略管理必须是以公益性的服务宗旨、患者安全和医疗质量为基础，重视医疗环境的变化与患者个性需求的满足，不断提高患者的获得感和满意度为目标、为己任。

知识点

明茨伯格提出了组织战略的5种规范的定义，即计划（plan）、计谋（ploy）、模式（pattern）、定位（position）和观念（perspective），构成了组织战略的"5P"。这5个定义从不同角度对组织战略这一概念进行了阐述。

战略是一种计划，是指战略是一种有意识、有预计、有组织的行动程序，是解决一个组织如何从现在的状态达到将来位置的问题。

战略是一种计谋，是指战略不仅仅是行动之前的计划，还可以在特定的环境下成为行动过程中的手段和策略，成为在竞争博弈中威胁和战胜竞争对手的工具。

战略是一种模式，是指战略可以体现为组织一系列的具体行动和现实结果，而不仅仅是行动前的计划或手段。

战略是一种定位，是指战略是确定一个组织在其所处环境中的位置，对组织而言就是确定自己在市场中的位置，并据此正确配置资源，形成可持续的竞争优势。

战略是一种观念,是指战略表达了组织对客观世界固有的认知方式,体现了组织对环境的价值取向和组织中人们对客观世界固有的看法,进而反映了组织战略决策者的价值观念。这个角度指出了战略观念通过个人的期望和行为而形成共享,变成组织共同的期望和行为。

(二) 医院战略管理

推动公立医院高质量发展,更好地满足人民日益增长的医疗卫生服务需求是公立医院改革发展的重要内容。 高质量发展,医院战略管理是其中的重要内涵,发挥着旗帜引领的作用,是决定医院高质量发展的方向与路径。 在此背景下,公立医院战略管理的重要性是显而易见的。 宏观上,战略管理可以看作满足政府公益性预期,在政府资源投入的基础上,建立与自身资源能力相匹配,与外部政策环境相适应的一系列医院管理活动,以提高医院竞争力和建立医院管理优势。

具体而言,公立医院战略管理是围绕办医宗旨,根据卫生事业发展规划、上级政策、区位优势等,结合医疗服务定位、学科水平、人力资源与结构、运营管理水平等自身能力,前瞻性地制订规划,确定发展目标,同时按照目标进行资源调配和执行落实,并在实施的过程中进行控制的动态管理过程。

对于现代公立医院发展来说,战略与战略管理是医院发展变革的灵魂。 战略管理是推动医院高质量发展的具体工具方法之一。 医院战略管理是对医院可持续发展的管理,是对医院发展过程中提升竞争力的管理,是对医院发展过程中的创新管理,是公立医院高质量发展的制胜之道。 战略管理要求公立医院领导者注重顶层设计,关注纵向和横向的网格化沟通,通过加强医院各级的整体协调,不断提高医院的管理效能。 战略管理可以使医院拥有长远的规划、指导方针和具体的目标及举措,并且能够保证决策的连贯性,一以贯之,从而促进领导者和管理者认识现在,思考未来,识别变化信号,鼓励创新,减少对改革的阻力。

知识点

> 战略是为医院长远的全局性目标服务的。战略确定的依据,是医院所处的环境和拥有的资源/能力;而战略的重点在于目标指导下行动的一致性、集中性和连续性。美丽的目标可以依靠美丽的想象产生,却不能靠美丽的想象实现,必须有连续、一致、集中的行动来支撑。如果站在那里一动不动,即使你站在正确的道路上,也会被蜂拥而来的对手撞得东倒西歪。

（三）辩证理解战略管理

我国公立医院引入和研究战略管理理论的时间短,无论是理论还是实践,都存在对战略与战略管理认识上的短板和局限。 在分析和了解"什么是战略"和"医院战略管理是什么"时,需要区别一些以下概念之间的差异,从而进一步了解"战略不是什么"。 这将有助于深入、全面、辩证理解战略与战略管理的本质。

1. **战略非战术**　关注点不同。

战略关注的是方向,即"做正确的事",而战术关注的是过程,即"正确地做事"。 在医院管理的具体实践过程中,很容易把有条件的、阶段性的、局部的做法,扩展为无条件的、长期的、整体的和普适的做法。 比如,当前在一些大型公立医院,因在长期发展过程中形成了固有机制,学科专科发展上处于相对垄断的绝对性地位,在某些业务层面上的战术常较一些中小型医院更容易取得成功,故常常会把战术成功当成了医院长远发展的战略成功。 这实际上是一种误解,战略与战术是两个不同层次的问题。

2. **战略非定式**　创新求发展。

医院在执行战略管理中,常会去查找一些固定模式,或拘泥于部分企业案例与范例,但在医院战略管理过程中,如不结合医院自身的内在规律和深层机制,如自身的文化传统、学科优势等,盲目引进个别的、短暂的、特殊的及偶然性的成功战略,并将其作为"定式"进行推广和应用,必将难以适应当前瞬息万变的内外环境和国家医改的形势变化。因此，医院战略必须关注变化的环境，不断创新突破以寻求发展。

3. 战略非运营　定位谋全局。

取得好的运营效益是当前公立医院维系生存与发展的必要手段，但仅凭运营效益很难取得医院全面发展的竞争优势。战略过程会涉及运营，但战略往往要超越包括运营的各个部分。

如随着公立医院精细化管理和高质量发展的需要，医院运营管理部随之而生，在医院中运营更多的关注流程的梳理、成本效益的核算以及资源的最优化配置等。而战略则重点在于强调医院自身独特的定位、在发展方向上的选择以及组织架构的调整与完善等，在公立医院的战略选择中，社会责任及其公益办医主体定位，永远是战略决策的主导与评价方向。

4. 战略非工具　发展是初衷。

医院的管理工具，如全面质量管理、标杆管理、平衡计分卡、精益管理、流程再造、品管圈及六西格玛等近年来在医院得到很大推广和应用。管理工具给各家医院带来显著的质量效益提升，很多医院几乎在自觉与不自觉中，把推进管理工具的应用作为发展战略，甚至取代战略，会导致错位。毕竟管理工具作为方法和手段，其使用可以改善医院绩效，但却不一定能完全满足医院的持续发展和战略初衷。

5. 战略非地图　路径变化寻。

战略是"指南针"，而不是"地图"。指南针指明方向，地图可以指明具体的行军路径。但当前，医院所处的政策环境、经济环境及医院的治理经营模式都必须面对越来越多、越来越快内外部环境变化。按图索骥、亦步亦趋的固有模式，会使战略在充满不确定性和大量偶然事件的现实环境中受到掣肘。因此，战略控制、战略应急等也是战略管理当中重要的内容。

6. 战略与执行　敏捷控机遇。

人们普遍认为先有战略、后有执行，战略与执行是两个不同阶段。但现实发展中，战略与执行往往交织在一起。战略与执行之间应该形成互动机制。

战略可能是领导者的一种直觉、一种意图、一次抢占市场先机的尝试。 先期行动，在实际过程中逐步使战略清晰化。 因此，战略需要灵活，以便保持足够的弹性，以应对不断变化的医院环境。

7. 战略左右想 理性加感性。

战略离不开理性和智慧、事实和数据、逻辑与研判。 然而，在激烈的市场竞争中，机会往往是稍纵即逝的，这里就需要领导者的直觉，直觉的伟大之处就在于它不拘于过程和细节，抛开表象和复杂的因果关系，直接指向问题的本质和核心。 因此，作为领导者，战略决策者的身份要求除了要具备理性和智慧外，还需要保持决策的直觉和果断，理性与感性相结合。

8. 战略非时尚 实践现真知。

当前的各种新兴、迭出的战略管理理论让领导者、管理者们应接不暇。 如"对标战略""外包战略""蓝海战略"等，看似追逐新潮，但难以持久，且更贴近企业管理的需求，很难长期地指导医院的战略基业长青。

二、 战略管理特征

（一）谋划全局

《孙子兵法》云："谋定而后动，知止而有得。"医院的领导者和管理者，就像战场上的将军，必须胸怀大志，三思而后行，才能实现"不战而胜"。 战略管理要求领导者建立总体协调机制，顶层设计，鼓励医院创新和变革，以适应变化环境的需要。

医院战略管理是对医院未来运营发展方向和目标进行纲领性的规划和设计。 它是由医院领导班子主持制订的，有别于具体、细化的一般管理决策，而是对医院学科、人才、质量、服务、运营等各个方面做出的具有普遍、全面、权威、极具指导意义的管理决策。 它需与国家政策、公立医院改革等相适应。我国正实施健康中国战略。 健康中国战略"把人民健康放在优先发展的战略地位"。 因而，"把以治病为中心转变为以人民健康为中心"应该成为公立医院高质量发展的新主旨、战略管理的新课题。 因此，战略管理被赋予了全局性特征。

（二）立足长远

谋定而后动。 在医院战略与战略管理中是着眼于医院根本性和长远性的规划管理。 是以未来为对象、面向未来的谋划，除了动态地完成从战略决策到战略实现，更多的还要保持长期的连续性。 战略管理的目的，不在于获得短期利益，而是追求社会效益最大化、经济效益合理化的状态下健康持续发展，是立足于长远的未来发展。

战略管理作为医院管理的重要方法和重要内容之一，与医院愿景、使命、价值观及规划与目标等密切相关，可以使医院形成明确的自我规范、具体的目标，并且能够保持决策执行的长期性和一致性。 医院管理者可以通过战略管理了解现状，思考未来。

公立医院战略管理需要在复杂社会经济环境下，以开发、提升医院竞争力和建立竞争优势作为管理活动的基本出发点和根本目标，以维持医院的可持续发展。 公立医院是我国社会经济发展中的重要组成部分，是我国医疗服务体系的主体，在提高基本医疗卫生服务公平性、可及性，防控新冠肺炎等重大疫情等方面发挥了重要作用，有效保障人民群众生命安全和身体健康。 因此，凡是与竞争力提升和优势建立相关的问题均应归入医院可持续发展的重大战略问题。

（三）竞争创新

在激烈的市场竞争中，优胜劣汰、适者生存是决定企业生死得最残酷的衡量标准。 企业战略管理从一面世就不得不面对这样的一个命题，即如何生存、如何取胜、如何基业长青？ 同样，面对公立医院高质量的发展要求，一家医院如何在当下的背景中成长、壮大、弯道超车或者是如何打造自己的学科优势，挑战传统或原先的学科强者、杏林王者？ 这一道道命题要求医院要强化生存发展的战略思维，从长远和全局的角度去把握外部环境和内部条件的变化，提出应对竞争和挑战的总体战略。

确保医院在新环境、新条件下的生存和发展，公立医院的战略管理需要结合内外环境，根据环境变化而不断调整，把握调整时点、调整的质量和效率。

当下，药品零加成、医保"区域点数法总额预算和按病种分值付费试点"，DRG/DIP 改革等一系列政策的出台，无不对医院的管理提出新的考验，这就需要医院在日常的医疗管理和运营管理中有针对性地进行，从而不断提高医疗技术水平，不断降低运营成本。

（四）切实可行

医院的战略管理不仅要有战略目标和方向，还要明确战略重点、方针、策略和实施，使各环节成为一个相互联系的有机整体，体现战略的可操作性和现实性。在战略谋划时应先考虑行动的结果和过程，并懂得适时而止，"谋定而后动"，这样才会有不错的收获和所得。在日常生活中，要理性地对待身边发生的一切，特别是面对突如其来的变故，要冷静地处理，切忌采用疯狂、盲目、不理智的方式来应对。对将要发生的事考虑清楚预期的结果，这样，才不会因为没有准备好应对策略导致错失机会。

战略管理通常是组织自上而下的变革。统一高效领导班子，统一的决策共识、决策导向与决策支持力度是战略管理实现变革成功的前提和基本保证。它还要求基于现实和实际，毕竟战略管理使资源和运营活动与外部环境匹配协调，既要以医院的资源和能力为基础，体现"量力而行"进行决策，又要对二者进行战略延伸，通过战略管理来把握机遇，规避风险。

（五）相对稳定

谋定而后动，谋无正邪，制胜有道。在医院战略管理中，规划还应遵循一定的规律，明确原因，以便研究事实。在战略实施过程中，还要促进组织不断学习和创新的过程。战略管理的每一个环节都要求医院管理者不断研究新情况、解决新问题。医院发展的战略决策是一个长期酝酿的过程，它需要在大量信息收集和内外环境条件数据分析的基础上，对环境变化和医院发展进行科学预测。决策一旦做出，就需要有很高的权威，并保持其稳定性。诚然，随着环境的变化，医院的战略也应适度灵活，以保持必要的能力来应对环境的变化。当外部环境或内部条件的变化超出了战略的预期时，就需要对战略进行逐步调整。但是，无论战略如何灵活，总体还是在相对稳定的基础上，保持相对平衡的状态。

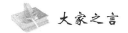大家之言

　　战略管理不是一个魔术盒,也不只是一套技术。战略管理是分析式思维,是对资源的有效配置。计划不只是一堆数字。战略管理中最重要的问题是根本不能被数量化的。

——彼得·德鲁克

三、 战略管理实操

（一）认识战略的三要素

　　从战略角度对战略管理内涵进行理解。 战略管理结合了"当下、未来和道路"三个维度。 这三个维度阐述了运用战略管理推进公立医院高质量发展所需要思考的三大问题:"我们是谁？ 我们现在在哪里？""我们要往哪里去？""我们怎样到那里去？"

　　从狭义的战略角度出发,战略可以理解为从若干可能的达到目标的路径中筛选出来的最优路径,其最基本的三个要素,即目标、路径和成本。 战略管理就是对目标、路径和成本三个要素进行不同的组合,并选出最优路径。

　　1. **战略目标**　管理者心中方向。

　　愿景在战略管理中是定位和方向,是管理者的心之所想,是组织所希望到达的彼岸。 愿景和目标既有共同之处,也有不同,具体体现在:愿景是由具体的目标所组成的,目标是在愿景的框架下确定的,目标服务与愿景。 因此,愿景笼统,目标具体;目标是即将实现,能够通过努力实现的规划。

　　目标既有大、中、小,也有短、中、长;既有真、善、美,也有假、大、空。 目标的设定是一门科学,既要在理性的量化指标上分析,同时也要有感性的理想追求,既要考虑过去的情况,也要面向未来的发展。

目标的设定要回归事物的本质，抓住问题的要害。方向错误，南辕北辙；努力越多，损失越大，是"事倍功半"，而非"事半功倍"。

2. **战略路径**　管理者脚下之路。

认识路、身处何处，如何走下去？既是人生中常见的问题，也是组织的领导者们日思夜想的。毕竟路径决定的人生或组织的走向，牵一发而动全身，甚至是生死的抉择。要实现目标，走什么线路？用什么方法？有哪些关键节点？都是路径选择中的关键要素。路径是到达目标的路线图、方法论、里程碑。若是没有路线图的指引，战略目标只是海市蜃楼；若是没有方法论的辅导，战略的执行就会盲目试错，找不到正确的解题方法；若是没有里程碑，就像阶段目标一样，不停地实现阶段性目标，会有获得感，从而激发更大的勇气，否则就会疲乏，丧失追逐目标的斗志和信心。

3. **战略成本**　管理者手中之剑。

成本是组织为达成某项目标、开展工作所投入的所有资源。战略在执行的过程中都会涉及资源或成本的约束，众所周知，资源始终是有限的，对于组织而言，其所能动用的资源也总是有限的，最典型的成本是时间成本和资金成本。同一个目标，是用最短的时间、最少的资金完成和用最长的时间、最高的资金完成是有本质区别的。

在成本的计算中，时间是一个非常重要的因素，但经常被忽视。如果在成本投入中，把时间因素单独计算，效率就是单位时间的投入产出比，因此，战略离开时间的维度，是无意义且无法落地的。

（二）战略管理四步骤

在认识了战略管理的三要素，即"目标、路径和成本"后，不难发现三要素作为一个组合体，是需要对其不同的组合进行调节、搭配，而这个过程就是战略管理的题中之意。战略管理过程是战略分析、战略制订与选择、战略实施与战略评价的系统循环过程，因此战略管理可划分为四个步骤，即战略分析、战略制订与选择、战略实施、战略控制与反馈。

1. **战略分析**　战略分析是战略管理的第一阶段，首先需要确定组织发展的愿景和目标，要把外部环境如政治因素、经济因素、社会文化因素、科学因素和内部条件等各个方面结合起来，进行全面、详细、准确的分析，从而为制订正确的战略奠定良好的基础。

2. **战略制订与选择**　战略制订与选择是战略管理的第二阶段，事实上它是战略的决策阶段，即通过分析，需要针对性地制订和选择发展目标和战略措施，目标和措施肯定是多样化的，这里就需要组织的领导者进行战略选择，并将选定的方案转化为实际行动。

3. **战略实施**　战略实施是战略管理的第三阶段，战略实施的主要任务是根据战略的要求，调整组织结构，分配管理任务，配置资源，并通过计划、预算等措施实施选定的战略计划。

4. **战略控制与反馈**　战略控制与反馈是战略管理的第四个阶段，在战略实施的过程中，及时地对进行开展效果评估，有助于校准战略实施的方向是否与既定的方向相偏离，是否是成本效益的最大化，通过反馈还能够帮助组织了解阶段性战略实施的效果，动态调整，最优化战略实施的路径。

围绕战略管理的 4 个阶段，不难看出，作为一个有着雄伟发展目标的组织而言，战略管理的过程包括：①确定使命目标；②内外环境分析；③战略制订选择；④战略实施评价；⑤战略控制反馈。医院战略管理 PDCA 循环如图 1-2-1 所示。

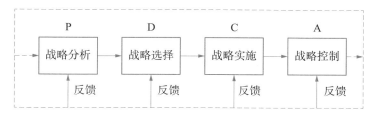

图 1-2-1　医院战略管理循环

第三章 战略管理应用

一、 战略管理应用概述

（一）国外医院战略管理研究概述

20 世纪 30 年代，国外战略管理研究在西方国家开始萌芽，20 世纪 70 年代，以美国为代表的战略管理理论初步形成。 随着相关研究的深入和理论基础的建立，战略管理理论得到了传播和发展。 在西方国家，许多非营利组织，如政府、教育、医疗机构等从 20 世纪 80 年代开始引入并实施战略管理。 战略管理的研究者有很多，且从不同的角度研究，有助于我们更全面的来认识和理解。

以美国塞兹尼克和钱德勒为代表，其主张战略形成是主观概念作用的过程，强调战略应严谨缜密、简明清晰易于传达、便于执行和持续改进。

安索夫发表的《企业战略》一书中，提出战略的形成是受控制、有意识、详细具体的过程，在战略目标的具体落实当中须引进数量分析方法。

以波特为代表，把战略形成看作是一个分析的过程，通过创建分析工具使战略分析走向了简单化、规范化的研究过程。 波特还构造了著名的"五力分析模型"。

以奈特、柯林斯和摩尔等为代表，把战略的形成看做是预测和构筑愿景的过程，强调领导者应具有战略远见和个性化的领导力。 与此类似的还包括Simon 等人的研究，更多的认为战略的形成是精神活动的过程。 也有研究认为是战略的形成是在文化、政治等因素的影响下，只要人们愿意学习就可以掌握。

《论战略形成：政治概念》一书认为战略形成是协商的过程，战略制订是由正式或非正式组织通过权力的相互交织，而折中协商后制订的。

除此之外，还有很多学者对文化、环境等因素如何对战略进行影响等也进行了研究，如组织与个人的共同成长观的建立，环境的变化对组织战略的影响、组织架构与战略的关系等等。

近年来随着外部环境和政策的变化，国外的医院也同样面临着战略管理的调整，如在美国，政府对医院的规划与设计主要内容在医疗质量的评价、对医疗服务的覆盖面进行要求，医疗费用与保险的支付关系等等。 特别是由于医患冲突的滋生，医院和患者之间的直接医患关系逐渐转变为医院、患者和保险公司之间的三方关系，医院与患者需求、医保费用的监管与补偿等之间存在着特殊的关系。 有别于我国公立医院的财政支出补偿机制和公益性的特征，医院在市场经济中自负盈亏，而根据这样的一个特点，研究和评价医院内外部环境的变化，结合自身的实际情况进行战略管理活动，已成为医院高度重视和积极开展医院管理的核心。 在这种情况下，医院战略管理往往决定着医院的成败。

例如，著名的凯撒医疗集团，其最初成立的目的是为凯撒工作集团的员工提供医疗服务。 随着其医院管理体系、医疗服务内容的完善，凯撒医疗集团在控制费用、提高医疗质量、持续改善患者健康的基础上，逐渐将美国居民享受到低价且优质的医疗服务作为集团的服务宗旨。 基于这样的服务宗旨，该机构患者、医生、医疗机构和保险机构整合在一起，构建利益共享的价值体系。 通过对用户的健康管理，医生可以将疾病的重点从治疗转向预防，从而节省大量的医疗费用。 这样，多余的资金可以在集团内部进行再分配，既可以提高医疗机构的成本控制能力，又可以提高患者的健康水平，从而减少医患冲突。 同时，医疗服务提供者之间的内部联系也非常密切。 不同专业、不同层次的医生可以相互互动，优化患者的服务体验。 从而，成为美国综合医疗机构的服务典范。

管理荟萃

梅奥诊所的成功之路

梅奥诊所或梅约诊所（MayoClinic）世界著名私立非营利性医疗机构，于1864年由梅奥医生在明尼苏达州罗切斯特市创建，是世界具有影响力和代表高医疗水平的医疗机构之一，在医学研究领域处于领跑者地位。美国梅奥诊所虽被称为"诊所"，但实际上是一所拥有悠久历史的综合医学中心。

梅奥诊所发展之初，梅奥兄弟建立起了一套"集体行医"模式：所有的医生领取薪水但不分红。这一模式强调每个医生都应有一个共同的目标——即为患者利益着想。在这一模式下，医生可以在自己选择的领域内学有所长，精益求精，没有后顾之忧。这在当时，显然是个大胆的革新。

除此之外，梅奥还规定医生必须不断地进修，强调医学研究的重要性，这又为梅奥临床医学的发展提供了至关重要的动力。从创办之初，梅奥就提倡学术交流。梅奥兄弟常常身体力行，往返于那些在医疗领域有所创新的医疗机构，并且把这些成果引入梅奥。同样，梅奥也把自己的新成果、新经验和同行分享。梅奥的百年发展也得益于它坚持学习和创新。

临床治疗、医学教育和医学研究，这三者的结合是梅奥成功背后的推动力。梅奥是一家"以患者为中心"的医疗机构，它的核心理念就是"患者的需要至上"。在梅奥，医学专家们讲究"协作医疗"，不论何时，只要患者需要，来自梅奥各个领域的医生都会组成专家团队，综合其医疗技术和经验，解决患者在治疗过程中遇到的问题。

（二）国内战略管理应用概述

20世纪80年代末，我国企业开始接触战略管理理论，随着理论研究的深入和发展，一些政府机构、医院等组织也开始学习、了解和应用战略管理。在外部大环境的变化下，在医疗机构中引入市场竞争机制，发挥不同类型医疗机构的作用，构建不同类型、层级的综合医院和专科医院、打造不同的学科与专科优势，引入特需医疗与高端医疗等等，满足患者对医疗服务的不同层次的需求，从而构建质量高、效率高、成本合理的医疗服务体系。因此，医院必须对医疗服务市场进行充分的研究，明确自身在医疗机构中的地位，从而制订科学合理的发展策略，使医院在日益激烈的医疗服务市场的竞争中保持强大的竞争力，科学的战略管理是重要的手段，也是激起医院领导者关注战略管理的起点和动机。在医院战略管理的应用实践中，大致经历了接触了解、深化认知、付诸实践、理念升级等四个不断升华的过程。

1. 接触了解　一般来说，通过外出学习考察、医院典型案例、学术讲座、同行交流等不同形式。医院领导者敏锐地察觉到，战略是一门学问，战略管理不仅是医院管理的理论，更是切实的管理工具，对医院的发展起着至关重要的作用。

2. 深化认知　在接触了解的基础上，医院领导者开始尝试运用战略管理的理论和方法来研究和分析医院，分析影响医院发展的因素，从而指导医院的战略的制订。

3. 付诸实践　在理论结合实际后，医院领导者对自身的实际有了充分的把握，从"形而上学"进入"知行合一"的状态，医院领导者立足现状对医院的战略管理进行深刻的分析和反思，并根据医院的发展选择战略、执行战略，并进行不断的战略控制与反馈和评价。

4. 理念升级　有了"知行合一"的实践后，医院领导者积累了丰富的战略管理经验，并且经过辩证思维的加工，上升到可以"坐而论道"的层次，除了更多的日常应用以外，开始从医院发展的角度来审视、研究战略管理，并通过日常的会议、讲座、工作布置等，逐步地向医院的不同层次管理者、骨干、员工等来传达医院战略管理的意义、作用和应用方式。

随着医疗体制改革的深入和现代医院管理的发展，医疗工作围绕"安全、有效、方便、价廉"展开，近年来更是随着公立医院高质量发展的部署，医院的战略管理不断被赋予新的内涵，也对医院战略管理提出更高的要求和挑战。

随着我国医疗市场的逐步开放，社会办医、一体多院区的设置等，竞争必然是日益激烈，医院的发展也将更多地依赖于市场的作用和医院自身的实力。因此，医院必须研究医疗市场，明确自身在医疗市场中的地位，制订发展战略，使医院在对外开放的激烈的医疗市场竞争中始终保持强大的竞争力。

2021年6月年国务院印发的《关于推动公立医院高质量发展的意见》指出，推动公立医院高质量发展，坚持以人民健康为中心，加强公立医院主体地位，坚持政府主导、公益性主导、公立医院主导，坚持医防融合、平急结合、中西医并重，以建立健全现代医院管理制度为目标，强化体系创新、技术创新、模式创新、管理创新，加快优质医疗资源扩容和区域均衡布局，力争通过5年努力，公立医院发展方式从规模扩张转向提质增效，运行模式从粗放管理转向精细化管理，资源配置从注重物质要素转向更加注重人才技术要素，为更好地提供优质高效医疗卫生服务、防范化解重大疫情和突发公共卫生风险、建设健康中国提供有力支撑。

面对医疗卫生体制的巨大变革、外部形势的深刻变化，特别是近年来新冠疫情对整个医疗行业的影响，倒逼医院管理逐步走向正规、科学、专业。 同时，现代医院管理制度也要求医院要实现治理体系和管理能力的现代化，以问题和需求为导向进行的公立医院绩效考核，提高医院科学管理水平和医疗服务能力。 可以预见的是，今后的医院不仅被要求其提供服务的"质量"保证，还会被要求其实现管理上的"多样化"，即向医院管理要效益、出成果。

特别是在我国公立医院为主体的背景下，遵循公益性和社会效益最大化的原则下，以患者为中心，从战略规划的高度努力使医院成为"精品医院"，建立规范的公立医院运行机制，完善内部管理，提高工作效率，改革人事制度，完善激励机制配置，调动医务人员的积极性，提高新形势下公立医院运营效益，既是题中之义也是当务之急。

> **知识点**
>
> ## 关于公立医院高质量发展在医院战略管理中的地位
>
> 2021年6月年国务院办公厅印发《关于推动公立医院高质量发展的意见》，明确了公立医院高质量发展的目标、方向、举措，是新阶段公立医院改

革发展的根本遵循,对全面推进健康中国建设、更好满足人民日益增长的美好生活需要具有重要意义。

党的十九届五中全会指出,我国已转向高质量发展阶段,"十四五"时期经济社会发展要以推动高质量发展为主题。此时出台《意见》,主要有三个方面的考虑。

一是落实十九届五中全会精神的重要举措。要加快提高卫生健康供给质量和服务水平,公立医院是我国医疗服务体系的主体,是全面推进健康中国建设的重要力量。提高卫生健康供给质量和服务水平,必须把公立医院高质量发展放在更加突出的位置。

二是增进人民健康福祉的根本要求。我国已经迈入中高收入国家行列,完全有必要也有基础加快发展卫生健康事业,扩大优质医疗资源供给,努力满足人民日益增长的医疗卫生服务需求,不断增强群众的获得感、幸福感及安全感。

三是公立医院改革发展的必然选择。经过改革开放 40 年来医疗服务体系建设、20 年来医院能力建设、10 年来深化医药卫生体制改革的实践探索,公立医院已经到了从"量的积累"转向"质的提升"的关键期,必须把发展的着力点放到提升质量和效率上。

二、 医院战略管理应用要点

(一) 应用背景

随着市场经济的快速发展和医疗卫生事业改革的不断深化,不少医院领导者开始接受科学管理的理念和思想,来弥补自己的经验管理的短板。 通过对医院管理理论的学习和对自身能力的刷新,医院的领导者们思考自己单位的发展战略,开始有意识地运用战略管理方法。

战略管理有助于医院战略的制订。 在制订战略时,如何确保提出的战略是恰当的，如何确保这些战略的实施能够达到预期的效果，一直是领导者和管理者所关心的问题。从外部环境来看，目前，医院战略管理需要医院领导根据健康中国战略的背景，以适应快速变化的医疗市场和快速更新的技术，通过不断管理创新来提高综合竞争能力，根据医院中长期发展目标谋划医院的有效运营。

从自身实力来看，无论医疗机构的级别、规模和性质如何，医院的领导者和管理者必须有实现组织目标的战略，这是实现目标的关键，如构建医院经营业绩的评价体系，优化现有的组织结构，合理配置人力资源，完善制度规章和管理流程，打造服务品牌，建立专科优势，塑造个性化的医院文化等。

（二）应用要点

1. **愿景与目标体系** 医院战略必须提出医院的愿景，即明确医院未来的业务构成和目标，即蓝图；建立医院的战略目标体系，将战略远景转化成要达到的具体绩效标准。

2. **战略定位** 战略定位主要回答"做什么"与"不做什么"的问题，这是划定战略边界的范围和决定"战场"的大问题。医院管理者制订的策略应以社会公益性和患者需求为导向，找准自身的定位，如公立医院普遍存在的发展方向，是走"大综合、小专科"还是"小综合、大专科"等道路一样。

3. **制胜逻辑** 制胜逻辑是医院战略管理的精髓。战略定位解决的是战场问题，而制胜逻辑则解决了道理问题。事前规划比事后总结会使医院发展成本更低、效率更高，发展的可持续性更强。公立医院之间由于资源配置不均衡，如何在既定战略中确保战略高效实施和执行，往往比战略制订更加重要。

4. **实施体系** 战略从构想到实现结果必须经过层层递进的 5 道关口：知不知道？想不想做？能不能做？怎么做？做得怎么样？战略梳理后，需要将战略从组织层级和时间维度上进行分解，设定任务，动员能量，提高组织能力，适时进行业绩监控与管理。

华西医院的管理创新

华西医院的管理创新始于1993年,接二连三的大手笔,把华西医院一步步推上了难以企及的高峰。

(一)由"行政化管理"过渡到"服务型管理"的六个标准

(1)乐意从行政化管理转向服务型管理。

(2)崇尚实干,摒弃指手画脚的官僚作风。

(3)认可结果为导向的价值观,没有好结果,过程再好也等于零。

(4)愿意牺牲医疗业务,一心扑到管理。

(5)革除强权意识,乐于向下授权。

(6)思维开放,视野开阔。

(二)开源节流,率先科室成本核算

1995年前后,迫于经济压力,华西就开始了开源节流,节流主要是后勤。临床科室则是双管齐下,既节约开支,又合理创收。用来撬动科室降低运营成本地和提高服务质量的杠杆就是科室成本核算。公益性机构必然不能以盈利为主要目的,但是与企业有共性,即维持正常运转必须要有科学的管理和必要的资金。有了足够的资金,才能够推动医院的正常运转,没有钱,一切都是纸上谈兵。

(三)构建资源共享的集中科研基地

华西在成都高新区建立的科研中心拥有很多的闪光点:国家新药安全性评估中心、移植工程与移植免疫实验室、中国循证医学中心、国家(成都)中药安全性评价中心、转化医学中心。整合了物理空间的同时,完成了科学研究基地和实验室的战略集结,完善的激励机制激发科研人员持续创新的动力,保障医院长期稳固地提升科研水平。

(四)开启后勤服务集约化

医院规模扩张,食堂供应量很难快速提高,解决办法就是中央厨房,集约化、标准化、科学化生产,集中采购、统一供应、人才优化、科学管理。集约化的洗浆房除了自己需要外,也承担着其他医院的洗浆业务。消毒供应也一样,能够给自己供应的同时,对外提供服务,又为医院创收。组成中央运输中心,提供全天候服务,工作流程标准化,管理科学化,将运输工作合理分工,节约成本,提高了效率,增加了管理的可及性。

(三)限制因素

1. 文化因素   医院长期以来形成的文化,如拒绝接受或者不认可医院战略管理理论是制约战略管理实施的最大的限制性因素。 有研究发现,医院的竞争观、危机意识、责任和权力观、人本管理观、效率观等在医院文化中的地位不高。 战略管理缺乏医院文化的支撑,显然是不行的。 为了使医院战略管理能够得到有效地制订和实施,迫切需要推进医院文化建设,特别是医院高层领导者必须致力塑造医院文化建设,并与战略管理相结合。 此外,我国医院战略管理的制订和实施也需要政府卫生行政部门的倡导和支持,国务院《关于推动公立医院高质量发展的意见》中明确了公立医院高质量发展的目标、方向、举措,提出了建设公立医院高质量发展新文化,体现了鲜明的价值导向和厚重的人文关怀。

2. 管理因素   战略管理在医院实践中已经应用了一段时间,并且很多医院已经从战略管理中获得了管理成效,构建了相对成熟的体系。 但是,医院战略管理的客观主体是不同的,具体体现在医院的功能性质上的不同,如国家医学中心或区域医疗中心,综合医院或专科医院等;服务群体的不同,如肿瘤患者或孕产妇患者等,他们之间存在着诸多差异。 因此,在医院的战略管理实践中,可以借鉴成熟医院的经验,但绝不是照搬,应该以管理思想、方法、工具等为指导,在理论和实践中不断加以完善。

3. 存在问题

(1) 医院战略管理还处于起步阶段,战略管理意识薄弱。 许多医院领导缺乏系统的管理理论知识,缺乏足够的危机意识、效率意识、竞争意识,对医院发展的长期性和全局认识不足。

（2）医院战略分析研究能力不足，战略仅为高层领导的决策，没有组织专门团队对法律法规、政策背景及医院内外环境进行综合分析，没有对市场需求等进行分析，医院发展主要靠领导者主观决策。

（3）医院缺乏中长期战略布局，发展战略没有总体布局规划，战略规划不能形成科学、系统、理论性的战略规划。管理工具与方法运用不足。

（4）医院发展战略缺乏从领导至员工的实施过程，战略思想不能深入普通员工，基层员工甚至中层干部对医院的发展战略并不关心，形成管理上的脱节。

（5）战略实施缺乏灵活性、敏捷性，未定期进行战略评估，也未根据周围环境、政策变化来调整战略。战略方向的变化随领导层变化而变化，缺乏长期性、可持续性。

（6）战略管理核心内容存在偏差。面对复杂多变的医疗市场环境，医院必须制订长远发展战略，培育核心竞争力，在竞争中立于不败地位。

第四章　战略领导力

一、 战略领导力的概念、内涵

（一）战略领导力的概念

领导力既是管理科学，也是管理艺术。 医院领导者的战略思维与高度，决定了组织与团队的高度。 高度决定深度，思路决定出路。

战略领导力是"战略"和"领导"的深度融合。 是一种对组织能力和战略的全过程整合的能力，也是领导者在战略管理过程中展示独特的战略思维的一种实践。 战略领导力不仅对组织的成长、发展及组织绩效有显著的影响，而且还有助于组织建立竞争优势，这是组织长期发展的根本动力。

战略领导者的使命是带领组织去从来没有到过的地方，激励团队做从来没有做过的事。 战略领导力要求，医院管理者首先要要求自己成为领导者，从而成为变革推动者、管理创新者，为团队发展赋能。

（二）战略领导力的内涵

一般而言，领导者的能力要求包括： 设想组织未来的能力；指明组织发展战略路径的能力；建立基于战略的组织结构的能力；利益相关方的平衡能力；为组织提供可持续发展的能力。

那么，领导者如何达到战略领导力的要求？ 总体来看，需要具备三项关键核心素质与能力：战略思考、战略行动、战略影响。 战略的基础是思想，是战略领导力的根源。 战略目的以及落脚点则是执行、是行动，没有落实到行动上的思想和方法，等于纸上谈兵、黄粱美梦。战略行动又要求执行者能够坚决到位地落实战略意图，必不可少的要包括领导者的战略影响。

1. 战略思考　战略思考既是一个认知的过程，也是情怀抱负转化实践的过程。战略性思考的目标是帮助人们更好地理解组织，理解组织所处的环境，做好组织的战略规划设计，并达成共识，它所呈现的是领导者的战略规划设计能力。

2. 战略行动　战略行动的核心是要找到关键成功要素，把战略思考转化为集体行动，确保行动与战略目标一致，规避组织中的任何模糊、混乱和冲突的之处，让组织拥有持续的绩效结果，这里呈现的是领导者的行动指挥能力。

3. 战略影响　战略影响是指如何让执行者们参与到战略规划设计流程及行动执行中，领导者通过建立关系，运用组织的文化和影响力，让执行者们对组织的战略方向做出坚强有力的承诺，所呈现的是领导者人际关系的影响力，也包括领导者个人的魅力。

知识点

管理者与领导者

管理者，从事管理工作的人，在一个组织中，指导其他人的工作来完成自己任务的人。管理者必须以身作则。管理者有高级、中级、基层之分，不同的管理者有时往往是被管理的对象。管理是假定别人是需要被管理、没有管理就不会工作的人。

领导者，是领导别人做事情的人。所谓领导是有领导力、影响力的人，是从事开创性工作的人，能够通过自己的人格魅力、目标的归属感，把大家紧密地团结到他的周围，心甘情愿地为了一个也许是虚无缥缈、无回报的事业，贡献自己的主观能动性，一起走向成功。领导者强调的领导、带领，强调的是走在前面的、创新的人。

二、 战略领导力构成要素

在《卓越绩效评价准则》(GB/T 19580－2012)及实施指南中,对领导进行了重要且突出的描述,领导是组织活动的基石。 在准则引言的基本理念这一部分,对"远见卓识的领导"进行这样的定义: 以前瞻性的视野、敏锐的洞察力,确立组织的使命、愿景和价值观,带领全体员工实现组织的发展战略和目标。 可见,领导在组织存在与发展中的基础性作用。 同时,《卓越绩效评价准则实施指南》对领导作用进行了概括,如确定方向、双向沟通、营造环境、质量责任、持续经营和绩效管理,并进行了七个方面的具体描述。

1. **确定方向**   确定方向是指确定和贯彻组织的使命、愿景和价值观。 使命、愿景和价值观体现了组织未来的发展方向,也是组织文化的核心,并为战略和战略目标的制订设定前提。 组织的高层领导应结合其历史沿革、行业特点和内外部环境等实际情况,研讨、提炼、确立和贯彻其使命、愿景和价值观,并率先垂范。

2. **双向沟通**   双向沟通的目的在于使全体员工及其他相关方对组织的发展方向和重点有清晰、一致的理解、认同并付诸行动,在组织内部达成上下同心,在组织外部促进协同发展。 组织可通过高层领导演讲、座谈会、网站、报刊及文化体育活动等多种形式,与员工双向沟通;通过洽谈会、研讨会、外部网站等形式与相关方双向沟通。 组织应围绕其发展方向和重点,建立物质激励和精神激励相结合的绩效激励制度。

3. **营造环境**   营造环境是指营造一个包括诚信、守法、改进、创新、快速反应和学习等要点的组织文化环境。 高层领导应通过组织文化建设,积极倡导诚信守法,鼓励员工开展多种形式的改进和创新活动,提高快速反应能力,培育学习型组织和员工。

4. **质量责任**   履行确保组织所提供产品和服务的质量安全的责任,引导组织承担质量安全主体责任。

5. **品牌建设** 制订与组织经营发展的战略目标保持一致的品牌发展规划，通过提高组织的产品质量和服务水平，推进组织的品牌建设，不断提高组织的品牌知名度、品牌美誉度、品牌形象和品牌忠诚度。

6. **持续经营** 持续经营旨在实现基业常青。为推动和确保持续经营，组织应培育和增强风险意识，开展战略、财务、市场、运营、法律、安全、环境及质量等方面的风险管理，提升应对动态的内外部环境的战略管理和运营管理能力，并重视培养组织未来的各层次领导者。

7. **绩效管理** 绩效管理的最终目的是实现愿景和战略目标。高层领导应通过如战略研讨会、管理评审会、经济活动分析会和专业例会等形式，定期评价组织的关键绩效指标，确定改进和创新的重点，促进组织将追求卓越付诸行动。

知识点

　　卓越绩效模式的核心价值观，是卓越绩效模式标准的基石和浓缩，它反映了现代经营管理的先进理念和方法，是世界级企业成功经验的总结。卓越绩效领导的核心价值观延伸至医院管理，包括 11 个方面。

　　(1) 领导者应建立远见卓识的医院管理组织。

　　(2) 始终以顾客为导向追求医院可持续发展。医务人员是"人民健康卫士"，在医院可持续发展中坚持"人民"至上，以患者为导向。

　　(3) 培育学习型组织和个人。

　　(4) 尊重员工和合作伙伴，组织在内部要提高员工的满意度。

　　(5) 快速反应和灵活性，为了满足顾客多样化需要，组织应该有更多的灵活性；同时要把培养多种能力员工作为重要工作来抓要。

　　(6) 关注未来。关注未来实际上就是医院对战略的规划和对长、短期发展方向的预测。

　　(7) 创新的管理。创新是对医疗、服务和过程富有意义的变革，为组织带来新的绩效，为利益相关方创造新的价值，最大化地减少企业发展中的风险和损失。

（8）基于事实的管理。卓越绩效模式十分注重对绩效的测量。

（9）社会责任与公民义务。公立医院应以公益性实现为医院发展优先顺位。

（10）重在结果及创造价值。经营结果是卓越绩效模式标准最为重视的部分，是组织绩效评价的重点。经营结果包括了领导战略市场经营等多维内容评价。

（11）系统的观点。卓越绩效模式强调以系统的思维来管理整个组织，系统思维反映的是医院管理的整体性、一致性和协调性，也就是医院的整体、纵向和横向的关系。

三、 战略领导力的特征

众所周知，个人发展和组织的发展在不同程度上受到社会发展程度的制约，医院同样也是，很难超出整个社会发展大氛围，这种影响无论是个人还是组织均无法超越。 这是战略领导力的外部环境影响因素。 同时，战略领导力还受到战略价值取向的影响，价值取向体现了医院战略规划中全局性、前瞻性、主动性和可操作性的特点。 它所对应的是领导的整合能力、预见能力、首创能力和执行能力等。

因此，战略领导力的特征具体体现在以下 4 个方面。

（一）具有全局观和重点观

医院战略领导要有全局高度和整体观，能够把握发展方向，做到统筹兼顾，善于权衡，能够分辨重点和轻重缓急，从而把握医院发展战略的重点和整体发展趋势，作出科学的战略发展决策。

（二）开放包容和坚韧不拔

医院战略领导者个人素质的要求之一。 具备开放包容特性的领导者在医院文化建设和医院发展方向的选择上，可以更有效地吸收其他的建议，融会贯通，作出更有效的抉择。 医院作为社会组织的构成之一，其存在和发展会面临各种类型的考验，如医疗纠纷等给医院带来的负面效应，突发公共卫生事件下医疗任务的多重挑战等，医院战略领导者必须具备强大的忍耐力，能够承担各种责任，忍受各种各样的困难和考验，并且能够坚持和迎头赶上。

（三）观察预见和主观能动

卓越的领导者应当对于医院的发展方向具有出色的预见性，准确预测事情的发展方向，敏锐地找到影响医院发展的最根本的制约，在社会经济环境和政策背景中看到机遇和挑战，积极反应，善于把握并科学决策。 医院战略领导者应具备充分的主观能动性，在当今这个全球化的大背景下，能够根据经济发展方向和形式，创造性地把握机会，引领医院的发展方向。

（四）科学决策和注重实践

优秀的战略领导者需要具备科学决策能力，制订具有可操作性的战略。 同时，战略规划设计再好，若执行能力不足，仍然无法取得成功。 对战略领导者而言，既要求具备医院发展战略的远见性和策略选择的科学，又要在实践中注重可操作性和现实性. 并且把二者相结合。

本篇小结

当前，在推动公立医院高质量发展的战略背景下，医院管理本质特征已经发生了改变，除了学科建设、医疗服务能力提升等方面，医院自身的精细化管理、绩效管理与战略管理也愈发重要。

本篇明确了战略与战略管理的内涵，分析当前医院管理中存在的问题，并以浦东医院战略引领医院发展作为开篇案例，促使读者了解战略领导力及战略管理能够为医院发展所带来的切实作用。

第二篇

愿景　使命　价值观
——医院可持续发展的战略之锚

领导者的首要任务是定义使命。

——彼得·德鲁克

愿景是所向往的前景,希望达到的目标;使命即是初心,领导者的首要任务是定义使命;价值观是正确行动的评判准则。

人人都会有领导力,但成为真正的领导者不是天生的,领导者需要创造自己,创造自己的方式就是培养自己的品格和愿景。公立医院领导需要的六个基本要素:第一是指引性愿景;第二是激情;第三是正直而诚实;第四是信任;第五是好奇心;第六是勇气。

用管理智慧锚定目标、蓝图,推动医院愿景、使命和价值观的形成,促进医院基业长青。

第一章　开篇案例:愿景目标凝聚人心志同道合齐力发展

　　上海市浦东医院为原南汇区中心医院，2011年，医院已经是原南汇地区医疗行业的龙头单位，作为一家大型二级甲等公立医院，承担着区域内居民的常见病、多发病和部分疑难病的诊疗工作。但医院的科研教学工作基础薄弱；在专业领域内有影响力的学科带头人稀缺；手术量虽多，但高技术含量和高难度手术开展较少。与此同时，在潜移默化的文化理念熏陶中，医院员工思想淳朴、做事认真，拥有较强的团队精神和忠诚度，但普遍匮乏危机意识，缺乏高瞻远瞩的眼光和雄心壮志的进取心。

　　2009年，在浦东新区区域合并后，面对新的医疗格局和竞争压力，医院的短板逐渐暴露了出来。一是社会医疗需求的增大，浦东南部地区有限的医疗资源难以满足；二是习惯于舒适区的员工还没有感触到医疗体制的变革冲击，还没有意识到医院的发展定位与社会百姓就医需求之间所产生的巨大差距。在浦东改革开放的大潮中，医院的发展面临着严峻的挑战。如何谋求发展，实现战略目标，必须先明确医院"要到哪里去""如何去"等发展上的一系列根本问题。

　　2011年3月，医院新的领导班子成立，医院领导班子组织调研、反复讨论，谋划搭建医院发展的战略框架。随之启动了战略规划设计，调研等专业咨询手段对医院的发展历程、发展现状、竞争环境、文化诉求等情况进行了周密而详实的实态调查工作。项目组前期通过访谈调查、问卷调查、实地考察、行业调查和资料收集等方式进行了调研；对医院的领导班子、职能科室和临床科室主任以及老领导、老职工们逐一进行深入访谈；与一线的医生和护士代表进行座谈，从不同维度多方收集员工对医院发展的诉求与期望；面向医院员工、门诊和住院患者以及社会公众展开问卷调查，深入了解社会各界对医院的评价和看法；走向区域内最繁忙的商业街，了解更多百姓对医院现状与发展的真实想法与建议。

通过这些广泛而深入的调研，不断发现和梳理医院存在的问题与大家的期许，从顶层设计出发，整合医院发展目标与举措来应对诉求、寻求突破，逐步明确了医院的战略规划。作为发展的驱动力，医院文化体系也随之搭建完成，首次提出了医院的愿景、使命和价值观。

一、　愿景凝聚人心、驱动梦想

愿景是医院领导者与员工共同期许、达成共识的医院未来发展情景的意向描绘。在医院不确定和不稳定的长期发展过程中，提出了方向性的长程导向，引导与激励全体员工聚焦在一个核心焦点的目标上，持续依循、共同前行。

根据上级规划的要求及大多数员工的期望，浦东医院愿景定位"立足浦东，辐射上海及周边地区。成为浦东南片地区的医教研中心及高地，形成专科特色突出的现代化综合性三级医院。"与此同时，将"塑造最可信赖的医院品牌和营造和谐进取精神的医院文化。员工有实力，具有时代品味和自豪感，快乐工作"纳入医院的愿景体系，致力于打造浦医家文化，包容且开放的文化理念让迥然相异的员工找到思想的共鸣，融入医院大集体，荣辱与共，并朝着相同的愿景目标团结奋进。

在当时的背景条件下，医院愿景促使员工登高博见、豁目开襟，对医院和个人的发展预期与前景有了更多、更大胆的想法，明确的共同发展目标激发了大家敢闯敢干争一流的信心与激情。

二、 使命担当激扬精神伟力

以"以人为本、关爱生命，提供人性化高品质的医疗保健服务"作为医院使命，旨在体现医者仁心，关爱生命，推崇对生命的尊重，对社会的责任，也体现了医院救死扶伤的神圣使命。 使命对于浦东医院的员工而言，意味着对于医院、患者和社会的责任感，是必须实现公立医院公益性质、护佑一方百姓健康的信念。 正是这种使命感，为医院提供了行动准则，促使员工们主动参与到医院的发展建设中。

鉴于医院当时所处的环境与现状，医院领导班子战略提出医院要主动参与市场竞争，加快实现跨越式发展，势必就要发扬"与时逐而不责于人"的进取精神，坚持与时俱进，不断自主创新。 在发展的车轮不断提速的同时，医院也积极打造浦医家文化、职工科技创新活动、劳动和技能竞赛、节日庆典、院内心理关爱小组、员工防癌抗癌行动、精准帮扶送温暖、运动赛事、节日庆典、文艺素养等活动，营造了丰富的精神文化生活，也充分展现了对员工的人文关怀。

三、 核心价值诠释医品情怀

所谓"道不同不相为谋"，浦东医院深知要实现战略目标，必须要先凝聚全体员工的力量，达成共识，采取共同的行为准则。 医院领导班子在制订战略规划时，着重强调了价值观的提出与实施，经广泛调研和凝练，提出了"诚信仁爱、精益求精、和谐奉献、创新进取"核心价值观。 共同的价值观是扎根于医院全体员工内心深处的核心信念，确保大家步调一致推动医院持续前行，是实现医院战略的内在保障。

诚信仁爱是医院全体医务人员的核心职业道德，厚德诚信是医院职工的为人之道、处事之道、行医之道；仁爱体现了医院职工救死扶伤，对生命的尊重和关怀，以及对患者和同仁的爱与关怀。 精益求精是医院员工对待工作的态度，体现为大医精诚、认真严谨、精益求精。 和谐奉献是医院员工的团队精神，推崇彼此尊重信任、友爱协作，塑造和谐文化；我为人人奉献，人人使我受益。 创新进取是医院文化建设与发展的核心价值观，不断追求医术提高与进步，追求医学创新与发展的精神，并保持奋发向上、积极进取的整体氛围。

为了使核心价值观的基本内涵成为全院上下的共同精神追求，浦东医院将其具象化为十大价值观。

道德观——诚信仁爱，恪守职业道德。

病人观——病人的利益至上。

质量观——零缺陷，高安全。

服务观——用心服务，创造感动，提高满意度。

技术观——精益求精，创新争先。

人才观——能为医院创造价值的就是人才。

制度观——客观科学，知行合一，令行禁止。

资源观——不在于拥有多少资源，而在于利用多少资源。

学习观——知识创造财富，学习成就事业。

团队观——尊重信任，沟通协调，团结奉献。

四、 文化导入开启战略之锚

在确定了医院的愿景、使命和核心价值观后，浦东医院将这一文化体系深深地植入到员工们心中。 2012 年，医院启动"全员代言浦东医院形象修炼课堂项目"，全体员工分次分批参加为期一周的强化学习班，学习医院"十二五"战略规划和愿景、使命、价值观，知晓医院的发展目标，熟知医院的文化理念。并在行政交班会、院周会、科室晨会等反复巩固，外化于行、内化于心。 同时将理念落于实处，纳入到医院的每项考核指标体系中，激励先进、鞭策落后，在院内形成了良好的文化氛围，将员工的思想和价值观统一到医院整体发展的大局中。

为了实现创建三级医院的共同愿望，在"十三五"战略规划中，医院愿景进一步升华为"立足浦东，辐射全国及亚太地区，成为高品质与高安全的国际化研究型医学中心，创建成具有一批卓越精品专科的三级综合医院"；医院使命与时俱进，调整为"提供全过程管理医疗健康服务"。

在愿景使命价值观的驱动下，浦东医院员工朝着共同的发展目标风雨兼程、矢志不渝；在明确的发展规划的指引下，医院领导层和员工信念高度一致，决心坚如磐石，在"十二五""十三五"的发展过程中一路栉风沐雨、披荆斩棘，医疗业务勇敢前行、攻坚克难，取得卓越成效；科研教学从零开始，屡获佳绩；管理勇于创新、敢于开拓，获得行业认同。

一家医院的发展壮大，是几代人戮力同心、前赴后继的成就，在当今竞争日趋激烈的医疗环境下，公立医院的长远发展离不开医院文化的建设与创新。科学的愿景、使命、价值观，在潜移默化中影响着员工的思维和行动，凝聚人心，共同实现医院发展目标。

五、 医院 Logo

上海市浦东医院的 Logo 标志（图 2 - 1 - 1）整体直观地呈现出"浦"字造型，具有鲜明的医院专属性和地域特性。 标志以代表医疗行业属性的"十"字为核心，阐明了医院一切以病人为中心的理念，恪守对生命的尊重，对社会的责任及医院救死扶伤的使命。 各板块严谨并组成开放性格局，象征医院开放竞争的意识，

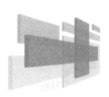

图 2 - 1 - 1
浦东医院 Logo

都朝向东方无限延伸，与整体"浦"字造型完美融合，恰当、自然地点明了上海市浦东医院，也寓意浦东医院是人才的沃土，国内外医疗精英争相汇聚在这里。

六、 医院院歌

2012 年，正值浦东医院 80 周年院庆，为了更直接、更形象地展现出员工的

精神风采，特邀中国音协会员、上海作协会员、上海音乐文学学会副会长陈念
祖作词，上海音乐学院教授、上海音乐家协会流行专业委员会副会长赵光谱
曲，共同创作了《使命的呼唤》（图2-1-2）作为浦东医院的院歌。整首歌曲
旋律悠扬婉转，深情又不失激情的迸发。歌词将医院的愿景使命价值观贯穿其
中，生动展现了浦医人救死扶伤、守护生命的医者仁心。

使命的呼唤

降 E 调　　　　　　　　　　　　　　　　　　　　　　　作词：陈念祖

1＝C　　　　　　　　　　　　　　　　　　　　　　　　作曲：赵光

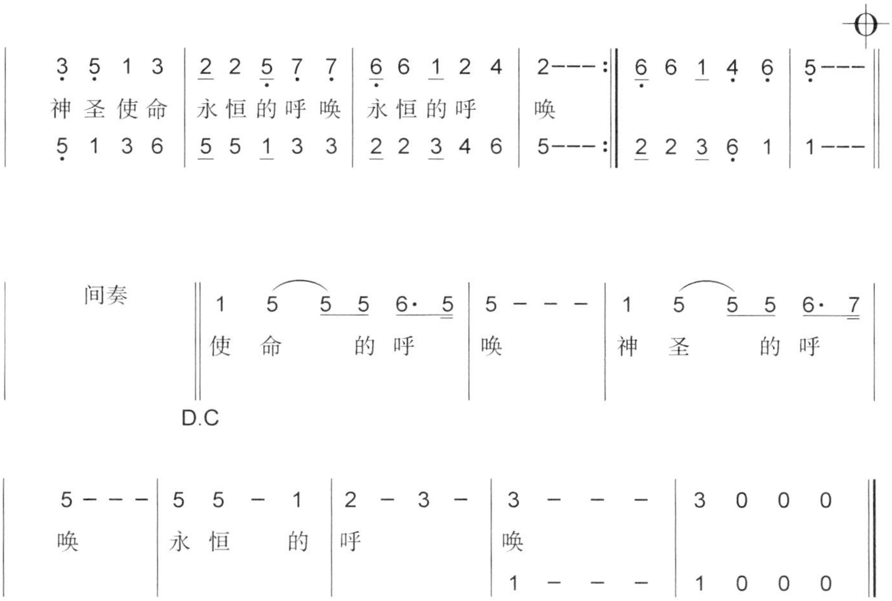

图2-1-2　上海市浦东医院院歌

第二章　愿景

一、愿景概念内涵

（一）愿景概念

愿景（vision），又称为"远景"，是组织对未来的理想状态清晰刻画，使组织的未来更加具体化和形象化。

愿景是什么，请看企业家在战略管理中选人、用人、育人、留人的一些回答与思考——"远景是用来回答谁会与我们为梦想一起走到最后！""做企业离你最近的人，不一定是与你一起走到最后的人。""听话或业绩很好的人，一定能够与自己一起走到最后吗？""企业家需要建立真正的战略思维，没有对远景的认同，眼前的甜言蜜语是靠不住的。""什么是战略思维？ 从战略的角度，真正最后与你走到最后的人，是那些认同公司愿景的人！"

愿景之所以重要，是因为它描述了企业未来的发展方向，向员工回答要成为一个什么样的组织，要占据什么样的市场地位，具有什么样的发展能力等问题。 战略管理中的大市场孕育大企业，大使命成就大事业，愿景描述了企业的发展方向。

传统公立医院管理常以医院精神、医院院训为立院之本，很多医院只提出口号，没能落实相关理念、宗旨、愿景等，未能完善核心价值体系建设的问题普遍存在，使得院训成为一句空话，无法发挥其作用。 近年来，越来越多的公立医院重视在医院文化建设中重塑愿景、使命、价值观，凝练了具有全球视野、充满竞争力、激励人们采取行动以实现战略成功的愿景。

根据对企业愿景的思考，医院愿景描绘要思考三个问题：我们的医院是什么？我们的医院将是什么？我们的医院应该是什么？根据这三个问题医院愿景需要回答：我们要到哪里去？我们未来是什么样的？目标是什么？这是思考我们医院文化的三个原点，这三个问题集中起来体现了一个医院的愿景。

医院"愿景"是描绘医院期望自身未来成为什么样子的一幅画面，使未来更加具体化和形象化。从广义上讲，就是医院最终想实现什么。没有共同愿景往往只会导致员工对上级、对医院的被动式遵从，而绝不是对医院的真诚奉献。

愿景是医院价值观的高度概括和生动体现，是全体员工真正关心的事，真正想做的事，具有强大的感染力和号召力。可以说，愿景对医院而言，是医院发展的战略之锚。

（二）愿景的构成

愿景是愿望的景象，是一种集体的认知图像和心理模式。愿景由两个主要部分构成。

1. 核心意识形态　"核心意识形态"由核心价值观和核心目标构成，其目的是使组织在成长与变革的过程中保持思想的统一，维持凝聚力。其中核心价值观是组织最基本的信念，是组织最持久的处事原则；核心目标是组织存在的根本理由。

用核心信仰来规定医院的核心价值观和存在的原由，是医院长期不变的信条，如同把医院能够聚合起来的黏合剂。核心信仰必须被医院的全体员工共享，它的形成是医院自我认识的过程。

2. 想象中的未来　"想象中的未来"是医院未来发展所需要达成的宏大愿景目标及对目标的详细阐述。由两部分组成，一是 10～30 年宏伟目标，二是对达成目标后的描述。

确立了核心意识形态、想象中的未来之后，要想让这些元素产生鼓舞人心的激励作用，还必须要用生动、形象的语言进行演绎和表述。 医院愿景通常应该描述出如下内容。

（1） 医院未来的发展方向或医疗服务的范围边界。

（2） 医院力求达到的行业内地位目标。 地位目标常常与医院所在的地域范围定位相联系，如在地区所有医院中的地位、国内医院中的地位，或者全球医院中的地位等。

（3） 医院将要满足哪些客户的需求，满足这些客户的需求需要开发或具备的能力等。

（4） 医院的愿景，基本都刻画了医院经营的业务领域、地域范围、希望达到的行业地位、满足哪些客户的需求等内容。 界定医院所提供的业务领域与所在的地域范围，是愿景陈述的关键内容之一。

小贴士

成功企业愿景举例

愿景宣言应当是形象的、可沟通的、可行的、鼓舞人心、简短、容易记忆的，随时间的推移、市场的变化，愿景可以适当的调整或改变。通过成功企业的案例，可以使医院管理者在制订与形成医院愿景时，更容易找到清晰明确的描述语言。

华为公司：成为全球领先的电信解决方案供应商。

阿里巴巴：让天下没有难做的生意。

海尔集团：世界白色家电第一品牌、中国最具价值品牌。

格力集团：全球最大的集研发、生产、销售、服务于一体的专业化空调企业。

万科公司：成为中国房地产行业的领跑者。

贵州茅台酒股份有限公司：健康永远、国酒永恒。

二、愿景意义和特征

（一）愿景的意义与作用

1. **愿景的哲学意义** 人存在的哲学与医院存在的哲学是相同的。从哲学的角度看，人生要追求存在的价值、目标及意义，医院也是如此，也需要在存续的过程中实现价值。愿景的哲学意义体现在"因为你想成为什么，所以你就能成为什么"，而不是"因为你能成为什么，所以你想成为什么"。因此，医院愿景是医院领导者对医院前景和方向的高度概括，是医院统一员工思想和行动的有力武器。

2. **愿景的文化意义** 愿景是战略与文化的交互，战略和文化的问题最终显现的都是方向问题，任何没有方向的努力最终都将归于无效。愿景是文化的组成部分，是战略的努力方向。医院愿景能够帮助员工明确努力的方向，意识到医院未来的发展远景，带给员工压力和挑战，避免限于具体事务的困扰，一叶障目而不见森林。

3. **愿景的心理学意义** 愿景是梦想，愿景会引发无数勇敢的行为，并最终使团队的梦想实现。医院愿景及时、有效地向外界传递医院的发展信息，从而有效整合医院内外部的资源，协调相关利益方的关系，指引医院应对危机，促进医院愿景与战略目标的达成。

（二）愿景特征

医院愿景具备有以下特征。

1. **形象性** 愿景传达了关于未来景象的图画，能形象地描述战略管理者力求创造的组织类型和所占据的市场地位。如复旦大学附属华山医院愿景：打造中国最具影响力的国际化优质医院，突显了其力求创造的组织类型"国际化优质医院"。

2. **简练性** 愿景理念清晰，在员工中容易讲解，最理想的愿景要浓缩为一句简单、易记的口号，5～10分钟内可以阐述清楚，方便于愿景的沟通和传递。 如复旦大学附属浦东医院愿景为"建设成高品质高安全国际化研究型医学中心"。 虽然内容涉医院管理方方面面，但高度概括，定位明确。

3. **可行性**　愿景相对于业务来说是持久的、稳定的，也是现实可达到的目标。 复旦大学附属中山医院愿景为"世界一流的创新型、智慧型现代化医院"，紧合时代感，目标定位于创新型与智慧型现代医院。

4. **服务性**　医院存在的理由就是提供有价值的健康服务。 愿景要考虑"能为社会提供什么样的服务，创造出什么样的价值"。 满足利益相关方的长期利益诉求，是鼓舞人心的。 如四川大学华西医院愿景为"使西部人民可以就近享受到东部发达地区的医疗技术水平"，紧贴健康需求。

5. **聚焦性**　一个成功的愿景常常是独一无二的。 愿景应足够具体且有针对性，以保证能为战略管理者的决策制订和资源配置提供指导，如北京协和医院愿景为"建设中国特色、世界一流医院"，强调了中国特色，强调了原创性。

6. **灵活性**　愿景应描述战略管理者为医院所制订的战略方针，以及医疗服务、顾客、市场、技术等方面的变化。 如浙江省人民医院愿景为"建设百姓信赖、员工自豪、业界推崇的国内一流、具有国际影响力的临床研究型医院"，从服务、顾客、市场、技术等多层面进行凝练和总结。

管理荟萃

医院愿景示例

复旦大学附属中山医院：世界一流的创新型、智慧型现代化医院。

复旦大学附属华山医院：打造中国最具影响力的国际化优质医院。

复旦大学附属浦东医院：建设成高品质高安全国际化研究型医学中心。

北京协和医院：建设中国特色、世界一流医院。

浙江省人民医院：建设百姓信赖、员工自豪、业界推崇的国内一流、具有国际影响力的临床研究型医院。

四川大学华西医院：使西部人民可以就近享受到东部发达地区的医疗技术水平。

中南大学湘雅医院：人民满意、湘雅特色、世界一流。

复旦大学附属儿科医院愿景：成为中国和亚洲重要的儿童医疗中心，成为儿科医学教育向全国辐射的中心，成为中外儿科医学学术交流的主要桥梁。

南方医科大学顺德医院：成为高际化的高水平医院。

大连医科大学附属第一医院：建设国内一流、国际知名的医疗研究型大学附属医院。

三、 愿景实操

现代医院的战略管理，愿景的确立重要性非同寻常。 作为医院管理者在制订愿景时，需要有充分的部署和安排，以取得全员对愿景的认同，以便在具体战略实施中得以顺利推进。

（一）愿景确立

医院愿景确立可以按照"高调宣传、声明意义；召开会议、形成共识；收集意向、分类筛选；反复修改、形成设计；形成共识、最终定稿"的过程进行。

在本篇开篇案例中，介绍了上海市浦东医院通过医院文化与形象策划设计项目过程形成愿景过程与方法。 愿景收集了政府层面、社会层面、管理层面、员工层面等对医院未来的期望，愿景的形成过程本身也是一个统一思想和凝聚人心的过程。

但愿景作为领导者内心的规划，有些时候在医院内表达并非十分明确，需要领导者对愿景进行具像分析，进行有效的愿景陈述。

（二）愿景发布

愿景确定后，愿景需要向医院内外部进行广泛发布。 医院公布自己的愿景的作用有三个目的。

1. **促进沟通**　愿景作为医院领导者未来蓝图，需要内部、外部的所有的及潜在的利益相关者来了解自己。医院的宣传网站、重要节庆日的愿景使命的宣读、各种医院的文字资料和素材材料都可以作为愿景的沟通工具。甚至在医院突发危机与困境时，也可以组织愿景宣读以激励员工。

2. **赢得认同与支持**　愿景是医院的战略承诺，即准备花多长时间和多少资源来实现一个远大理想，并以此来获得医院利益相关者的好感和可能的支持。

3. **寻求监督**　医院选择宣布自己的愿景，就承诺做什么和不做什么而接受利益相关者的监督。一般而言，利益相关者并不喜欢经常改变承诺的组织，这要求组织的战略管理者要信守承诺。

医院的愿景回答医院发展的方向、发展的未来蓝图、发展的具体目标是什么的问题，它能够体现医院的整体价值观和医院的远大志向。

愿景是医院所有成员真心向往并且期待的，医院领导层应该在深入了解文化和医务人员需求的基础上通过充分的沟通、减少和弥补分歧，互相认可赞同，形成共同的愿景。愿景存在于医院的每一位员工的心中，并发挥着内在激励的作用，能够激发成员对共同愿景的奉献精神。

知识点

医院愿景的形成

愿景的形成并没有一定之规，有些是决策者一定时期内高强度思考后的顿悟，有些是理性分析和审慎计算的结果，而有些则是集体智慧的结晶。一般而言，恰如其分的愿景确定，强烈的直觉、想象和情感、理性的计算与预测、集体智慧的冲撞和激发，都是不可或缺的。

有人认为，激励医院发展的是医疗业务的增长而非愿景。然而，仅靠医疗业务的增长是不足以充分激励职工。医院的某些职工可能会对医疗业务的增长持消极态度，他们中的许多人认为，医疗业务的增长是他们自己创造的却没有得到充分的收入体现。

员工和管理者共同为医院制订和修改的愿景反映了他们对自己未来的憧憬。共同的愿景反映了利益的共同性,这可以使员工们的精神境界在单调的日常工作中得到升华,使他们能够共同面对新的机会与挑战。

医院的愿景是集体的愿景,而非所有者个人的愿景。即便愿景的形成完全是个人化的行为,如果使愿景能够为医院的发展提供方向性的指导,领导者必须将其转化为集体的愿景。由于愿景的确定,需要选定未来的医疗业务领域、行业地位等内容,而医院的不同利益相关者对此的看法可能不尽相同。所以,愿景的形成包含大量的认知冲突和情感冲突。

愿景的制订应当使尽可能多的管理者和核心员工参与,并进行充分的酝酿和沟通。另外,愿景并不简单地等同于愿望。愿景虽然和愿望一样包含着强烈的情感色彩,但愿景更是理性分析和审慎计算的结果。愿景必须具有实现的可能性。

第三章　使命

一、使命的概念、内涵

（一）使命的概念

使命是组织对自身和社会发展所作出的承诺，是组织存在的理由和依据，是组织存在的原因。组织的使命与人的使命一样，有其存在的价值和理由，"使命是员工与组织，终其一生要实现的理想"。使命的背后是组织的社会价值，是要能满足客户需求，并且通过满足客户需求，实现组织的发展和目标。

马克思在《德意志意识形态》中阐述到："作为确定的人，现实的人，你就有规定，就有使命，就有任务，至于你是否意识到这一点，那是无所谓的。这个任务是由于你的需要及其与现存世界的联系而产生的。"

抗日战争时期，毛泽东同志曾题词"救死扶伤，实行革命的人道主义"，这一题词是在"全心全意为人民服务"伟大任务中，对医务界的具体要求，也是我国公立医院领导者的共同使命。使命不是设计出来的，使命是领导者对于社会责任的认识，更是对于客户及其需求的理解。使命的背后，体现的是组织的高层对于未来的方向感。

在企业界，为了从战略管理角度明确组织的使命，应系统地回答下列问题。

（1）我们的事业是什么?

（2）我们的顾客群是谁？

（3）顾客的需要是什么？

（4）我们用什么特殊的能力来满足顾客的需求？

（5）如何看待股东、客户、员工及社会的利益？

上海市浦东医院使命：以病患为中心、以员工为根本、敬佑生命、救死扶伤、提供全过程医疗服务。 这一使命以"敬佑生命、救死扶伤"为基本点，系统性回答了医院的医疗事业需求，即是病患与员工需求，而作为区域性综合医院，下联社区医联体，保持并建立全过程医疗服务能力作为医院长期发展的任务。 与愿景相呼应，使命的背后，则是在国际化大都市，面临城市国际化需求，如何服务于区域医疗服务需求。

当浦东医院不断的以病患为中心，思考如何满足他们的需求，帮助他们在区域范围内实现全过程综合性医疗服务，医院因此赢得了客户。 这样的使命为浦东医院指明了方向，让医院在新一轮城市发展中，能在不确定环境中坚持发展下去；在医院变革过程，使命让医院始终坚持正确的方向，不跑偏，并在区域医疗服务中取得竞争发展优势。

（二）使命的内涵

医院的愿景是医院对未来发展的期望和描述，使命则是医院对自身发展和社会的承诺，是愿景的具体化。 使命表明了医院在社会经济生活中所担当的角色和承担的责任，说明了医院存在的理由和根本性质，指明了医院所从事的业务和所要服务的对象。

医院从创立之初，就作为一个独立的生命体存在，医院的愿景，仅仅靠医院领导者的努力是不可能达成的。 医院必须能够激励关键利益相关者，使他们能够同医院一道，共同致力于愿景的实现。 同时，在实现愿景的过程中，如果医院和利益相关者产生矛盾或冲突，医院使命也要起到调节矛盾、协调关系的作用。

医院愿景描述希望成为什么"样子"，是"医院未来可能的和人们所希望达到的状态"，而使命则更多地与现实状况和行为相联系，描述在现实状况下的具体任务。 医院使命还需要澄清和表达医院对外部环境变化的态度，保证医院能够适应外部环境的重大变化。

二、 使命的作用、特征

（一）使命的作用

1. 导向作用　使命是制订战略和配置资源的基础，也是设计组织结构、确定员工行为准则的起点、确定医院医疗服务的重点。

2. 协调作用　使命说明了对不同利益相关者的意义和价值，以及在社会进步和经济发展中的责任，在政府、社会、患者、员工等不同利益个体中起协调作用，使命的核心是要说明医院存在的理由。

3. 界定作用　制订清晰的战略目标需要有明确的使命，没有使命则没有达成目标的战略。 无论是对于一个刚刚创立的医院，还是对一个已经确立起来的、历史久远的、学科能力顶尖的、医疗技术新进的医院来说，在制订医院战略之前首先应弄清医院应负担什么样的社会责任，是一个什么性质的医院，它应从事什么事业，现在和将来应从事什么样的事业活动，以及应成为什么性质的医院或医院类型。

医院的使命不仅要在创业之初予以明确，而且在遇到困难或医院繁荣之时，均必须经常地再予以确立。 使命需要不断地根据外部环境和内部环境的变化而动态的更新。

（二）使命的特征

1. 社会价值　公立医院的公益性是公立医院使命的特征之一。 要了解一个医院，首先须知道它的使命。 医院作为社会的一个细胞，其使命是存在于医院自身之外，社会之中。

救死扶伤是医院的天职，医院的使命不可避免，始终围绕着救治患者。 因此，确定一个医院的使命涉及两个问题： 一是医院现在的任务是什么，即分析现在的患者需求；二是医院将来的任务应该是什么，即要分析和确定潜在的患者需求。

健康中国的战略主题是：共建共享、全民健康。共建共享是建设健康中国的基本路径，全民健康是建设健康中国的根本目的。明确环保、体育、食品安全、公共安全、民政、养老等部门要"守土有责"，也契合了"把以治病为中心转变为以人民健康为中心"的新主旨。

2. **道德价值**　医院有其道德目的。医院的道德水平在某种程度上是公益性的道德水平映射，但也会随着环境和医院的发展而不断演化。所以，医院必须审慎地对待医院使命的制订，并真正按照自己的承诺去履行其使命。

社会呼唤这样的医院领导者，他们能够通过自己行为上的率先垂范，通过对医院道德良知的大胆解释，使员工从日常的自我中升华，使医院和员工能够为更高的道德目的而生存和发展。

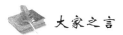 **大家之言**

希波克拉底誓词

医神阿波罗,阿斯克勒庇俄斯及天地诸神为证,鄙人敬谨宣誓,愿以自身能判断力所及,遵守此约。凡授我艺者敬之如父母,作为终身同世伴侣,必有急需我接济之。视彼儿女,犹我弟兄,如欲受业,当免费并无条件传授之。凡我所知无论口授书传俱传之吾子,吾师之子及发誓遵守此约之生徒,此外不传与他人。

我愿尽余之能力与判断力所及,遵守为病家谋利益之信条,并检束一切堕落及害人行为,我不得将危害药品给予他人,并不作此项之指导,虽然人请求亦必不与之。尤不为妇人施堕胎手术。我愿以此纯洁与神圣之精神终身执行我职务。凡患结石者,我不施手术,此则有待于专家为之。

无论至于何处,遇男或女,贵人及奴婢,我之唯一目的,为病家谋幸福,并检点吾身,不做各种害人及恶劣行为,尤不做诱奸之事。凡我所见所闻,无论有无业务关系,我认为应守秘密者,我愿保守秘密。倘使我严守上述誓言时,请求神祇让我生命与医术能得无上光荣,我苟违誓,天地鬼神共殛之。

（三）使命与愿景、宗旨的区别联系

1. **使命与愿景的关系**　愿景和使命区分有的时候并不十分清晰，有的将两者统称为目标（愿景）陈述，有的将两者统称为使命陈述。

理论界明确地将愿景与使命区分为目标陈述与任务陈述。一般而言，用愿景来描述组织的目标，即"想成为怎么样的组织"，用使命来描述组织的任务，即"组织为什么存在"。愿景一般是描述医院未来定位，使命一般是描述医院的业务导向。

在描述使命时，可用"产品导向"和"需求导向"，即组织的使命时"提供什么样的产品（具体）"或"满足人们对什么（抽象）需求"，推荐使用"需求导向"（表 2-3-1）。

表 2-3-1　使命与愿景比较

比较项目	使命	愿景
出发点	利益相关者，如患者	医院自身
关注焦点	试图满足于患者需求和相关者的潜在利益	未来的理想状态
涉及时间	漫长时间段	相对较长时间段
强调重点	明晰方向、激发士气	充满激情、有创新
设计效果	可望而不可即的梦想	可望也可及的理想

2. **使命与宗旨的关系**　医院宗旨是关于医院存在的目的或对社会发展的某一方面应做出的贡献的陈述，也有医院将其称之为医院使命。医院的宗旨往往被认为是对医院生存的一种肯定。换句话说："政府、社会对医院的期待"即是宗旨，而使命更多的是"医院对自身和社会发展所作出的承诺，是组织存在的理由和依据，是组织存在的原因"（表 2-3-2）。

表 2 - 3 - 2　使命与宗旨的比较

比较项目	使命	宗旨
内涵来源	存在即产生	服务对象或者社会对医院的期待
关注焦点	我是谁	为了谁
涉及时间	当下、现在	过去、现在、将来
变化情况	可变	不变

　　我国以立法的形式明确医疗卫生事业必须"具有公益性"，医疗卫生服务必须以公民健康为目的。这一原则是新一轮医药卫生体制改革所得出最重要的改革经验，其重要价值就是医疗卫生事业应当坚持公益性原则。公立医院的宗旨就是满足社会公众对公立医院提供服务的期望和要求。可以看出，医院的宗旨就是社会对其公益性的期待。

三、使命实操

（一）医院使命的定位

　　医院使命的确定前通常需要对医院生存目的、发展观念和医院形象进行定位。

　　1. 生存目的定位　生存目的定位是医院存在的原因或理由。医院的存在和发展是满足服务对象，即患者医疗服务需求的过程，而不是仅仅提供医疗技术。因此，确定医院生存目的首先应说明谁是医院的服务对象，服务对象的需要是什么，怎样来满足服务对象的需要。

　　2. 发展观念定位　发展观念定位即医院的运营哲学。医院运营哲学是对医院运营活动本质性认识的高度概括，包括医院的核心价值观、全体医务人员共同认可的行为准则和信仰等，是医院在社会活动及运营过程中起何种作用或如何起这种作用的一个抽象反映。

　　3. 公众形象定位　医院使命是对医院形象的直接描述，医院形象是社会公众和医院员工对医院整体看法和评价，是医院通过其医疗技术和服务，产生的经济效益和社会效益给社会公众和利益相关方留下的印象。

（二）使命陈述的要素

各医院使命陈述在内容、形式、具体或抽象程度等方面各不相同。多数医院的使命陈述包括以下要素。

1. **服务对象**　医院的服务对象是谁？医院将怎样对待他们？

2. **对员工的态度**　医院将怎样对待员工？尊重和奖励何种行为、何种态度的员工？

3. **社会责任与公众形象**　医院如何对社会、社区和环境等承担责任？

4. **医院哲学**　医院的基本信念、价值观、志向和道德倾向是什么？

5. **自我认识**　医院最独特的能力或最主要的竞争优势是什么？

另外，愿景陈述中可能涉及以下内容，也常常需要在使命陈述中进一步明确，以便成为指导医院运行的基本准则，即医院的主要执业范围或服务项目是什么？医院在哪些地域或何种细分市场上进行竞争？医院是否谋求技术上的领先地位？（表2-3-3）

表2-3-3　医院文化理念体系层次

医院哲学命题	文化理念体系	主要内容
为什么存在 我是谁 Who	使命 Mission	社会、患者、员工、政府 为谁而存在
发展的目标 到哪里去 Where	愿景 Vision	软实力、硬实力、地位、责任等方面 努力成为什么
如何达成目标 如何去 How	价值观 Value	对社会、患者、员工、技术、质量、管理等的信念 如何生存发展

管理荟萃

医院使命陈述示例

复旦大学附属中山医院：以病人为中心，致力于提供优质、安全、便捷的医疗服务；通过医疗、教育、科研和管理创新，促进医学事业的发展，提升民众的健康福祉。

复旦大学附属华山医院：人道博爱，救死扶伤。

复旦大学附属浦东医院：以人为本，关爱生命，提供全过程管理医疗健康服务。

复旦大学附属儿科医院：建树医学典范，呵护儿童健康。

新加坡樟宜医院：竭诚以优质、精心和高效的服务使樟宜综合医院成为人们心目中的选择。

南方医科大学顺德医院：做有价值医院，促人类健康事业发展。

大连医科大学附属第一医院：以全国医药卫生体制改革为契机，以思想文化建设为引领，以学科建设为龙头，以医疗工作为中心，以人才建设为保障，以信息化建设为支撑，全面推动医疗、教学、科研、服务及管理等各项工作快速发展。

（三）使命陈述

使命发挥作用的根源，在于人们根植于内心深处的成就需要；而成就需要满足的前提在于对组织使命的承诺。这种承诺不能只是口头上的承诺，而是管理者在决策及资源配置上的承诺、员工在行为上的承诺。使命能否真正激发承诺，与使命的制订过程有密切的关系。

1. **确定集体共识**　在确定医院使命之前，医院的领导人员和管理人员必须首先诚实地问自己："我是否发自内心地认为，制订一个得到政府、社会、患者等利益相关者广泛认同的使命，对医院而言是极其重要的？我是否会认真地对待使命所确定的准则，并据此采取行动？"如果答案是否定的，那就没有必要进行这个劳师动众、耗尽心力的活动。

如果员工发现，医院之所以制订使命，不是出于对使命价值的真正认同，而是因为时髦、流行，那么，所有制订使命的努力都不会得到员工真正地参与，最后只能流于形式，甚至是一种讽刺。

2. 进行员工培训　选择一些其他医院或企业界使命的范例，并对员工进行必要的培训，交给管理人员作为背景材料阅读；之后要求每个人或每个小组独自为医院准备一份使命陈述。

成立由高层管理者组成的专项管理委员会，将这些使命陈述进行分类整理，组合成若干篇使命陈述草案，将其分发给所有管理者，要求大家进行增删或修改，并召开会议正式修改文件。

当所有管理者都为使命内容贡献了自己的智慧并支持这一文件时，医院使命在各种战略制订、实施和评价活动中便可以更好地得到理解和支持。由此，制订使命的过程便为战略决策者提供了一个得到多数管理者支持的机会。

3. 斟酌研究修改　有时，具有专业知识且不带偏见的外部人员，比医院内部的团队或委员会能更有效地管理使命的制订过程。在制订使命的过程中，一些医院采用项目团队讨论的方式对使命陈述进行研究和修改，也有医院聘请外部专家或咨询人员对这一过程进行管理并帮助进行文字起草工作。但是，外部人员制订的使命，必须交给所有管理者、员工进行讨论，并在关键问题上达成基本一致。

4. 价值激情融合　制订使命的过程应尽力达成医院与员工之间的感情融合和价值认同。员工实施医院战略的责任并不一定会转变成感情上的一致和价值上的认同。只有当医院成员认同医院的基本价值观和行为，进而将理性约定和战略责任转变为使命感时，感情上的一致才会出现。

不加争论和思考就接受了医院的使命和愿景陈述的员工，并不一定是管理者的幸运，他们或不负责，或创造意识和能力无法达到医院的期望，更多的情况是医院领导者未能激发起他们参与的愿望和热情。管理者应该坦然面对使命确定过程中的认知和情感冲突，并尽力将其引导为创造的激情和更全面的认识。

5. 融会贯通原则　医院的使命陈述需要将以下 5 条原则进行融会贯通。

（1）简短：可以印在便签、笔或小杯子上。

（2）简单：适合于医院全体员工的学习与理解。

（3）反映医院特性：使命需要确切告诉员工医院能够做什么以及不做什么。

（4）可执行性：可以指导所有员工的日常工作。

（5）可度量性：可以根据使命制订其度量标准。

知识点

优秀企业使命的要诀

使命突出"需求导向"而非"产品导向"；使命陈述的范围宽窄适当；使命陈述语言措施要精准。

（一）产品与需求导向比较

化妆品公司：生产化妆品（产品导向）、创造希望和美丽（需求导向）。

电话电报公司：生产电话设备（产品导向）、提供信息沟通工具（需求导向）。

娱乐公司：提供娱乐场所（产品导向）、组织娱乐休闲活动（需求导向）。

（二）适宜与不适宜的使命比较

纸笔公司：提供信息传递服务，（太宽）不适宜；提供信息记录手段，适宜。

电影公司：制作影片，（太窄）不适宜；提供文化娱乐活动，适宜。

第四章 价值观

一、价值观的概念

价值观是人认定事物、辨定是非的一种思维或取向，是基于人的一定的思维感官之上而作出的认知、理解、判断或抉择，体现出人、事、物一定的价值或作用。

医院价值观是组织整体对客观事物（包括人、物、事）及对自己的行为结果的意义、作用、效果和重要性的总体评价，医院价值观对什么是好的、什么是应该的总看法，是推动并指引医院采取决定和行动的原则、标准，是个性心理结构的核心因素之一。

医院价值观反映整体组织对客观事物的是非及重要性的评价，是用于区别好坏、分辨是非及其重要性的心理倾向，使行为带有稳定的倾向性。

医院价值观应该在医疗机构、各医疗团队中来如何体现？ 核心价值观是医院战略层面的核心团队共识，是医院全体成员信守的最高准则，是医院团队执行、思考、判断是非的核心逻辑。 在团队建设方面，核心价值观用于判断"谁是真心，谁是假心"，用共同的理念让队伍黑白分明。

医院的核心价值体系包括了品质、员工、患者、社会责任、诚信道德等维度，医院核心价值观最常用的维度可以归纳为社会规律、患者、员工 3 个方面。同样，核心价值观可以归纳为：尊崇社会规律、敬畏患者和凝聚员工三大要则。 广东省中医院核心价值观："病人至上，员工为本，真诚关爱"，鼓楼医院的核心价值观："关爱生命、传承博爱、崇尚科学"，浙江绍兴市人民医院的核心价值观："以病人的身心健康为中心，以员工的健康成长为核心"，均体现的医疗服务机构"以人为本，救死扶伤"的基本理念。

从战略管理角度，医院经历品质安全管理、经营服务管理之后，最终的发展仍然回归到人的管理。医院核心价值观是一个超越有限框架的哲学体系，它促使医院内所有个体树立起目标和战略意识，包括确立必须能够指导他们集体行为的价值体系，从而确立医院正确的技术观、发展观、经营观和服务观。

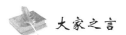

大家之言

共同的事业，共同的斗争，可以使人们产生忍受一切的力量。

——奥斯特洛夫斯基

二、 价值观的作用、特征

（一）价值观的作用

1. **精神统帅作用** 价值观起着决定、调节、制约作用，是医院的动机和行为模式的统帅。医疗系统是一个复杂的管理系统，由各种信息不对称利益相关方共同组成，而医疗结果产生于各种医疗行为、价值医疗、共同理想、团队相互作用的结果。行医过程当中的行医准则、为人准则、工作准则对医疗结果也有深刻的影响。

医院的价值观建立在需求的基础上，一旦确定则反过来影响、调节医院进一步的需求活动。医院对各种事物，如学习、劳动、享受、贡献及成就等存在主次之分，对这些事物的轻重排序和好坏排序构成医院的价值观体系。

在医院的存在和发展过程中，价值观形成对医院发展战略至关重要。价值观在思想认识上的统一是人际关系的基石、价值观在利益上的互动和协调是人际关系的核心、价值观在信息上的沟通是健康人际关系形成的关键、价值观在实践上的一致是人际关系的保证。

2. 定位调节作用　价值观对医院自身行为的定向和调节起着重要的作用。价值观决定医院的自我认识，它直接影响和决定医院的理想、信念、目标和追求方向的性质。价值观包括内容和强度两种属性，内容属性告诉医院某种方式的行为或存在状态是重要的；强度属性表明其重要程度。当根据强度来排列医院的价值观时，就可以获得医院的价值系统。医院的价值观都是一个层次，这个层次形成了医院的价值系统。价值系统通过相对重要性程序而形成层次，对医院行为起着定位与调节作用。

（1）导向作用：价值观对动机有导向作用，医院行为的动机受价值观的支配和制约。价值观对动机模式有重要影响，在同样的客观条件下，具有不同价值观的医院，其动机模式不同，产生的行为也不相同。动机的目的方向受价值观的支配，经过价值判断被认为是可取的，才能转换为行为的动机，并以此为目标引导医院的行为。

（2）产生凝聚力：价值观能产生凝聚力，激发出员工潜能。价值观反映医院认知和需求状况，价值观是医院对客观世界及行为结果的评价和看法。因而，它从某个方面反映了医院的生存观和发展观，反映了医院对世界的主观认知。

（二）价值观的特征

1. 稳定性与持久性　价值观具有稳定性和持久性。在特定的时间、地点、条件下，人们的价值观总是相对稳定和持久的。

2. 历史性与选择性　在不同时代、不同社会生活环境中形成的价值观是不同的。一个人的价值观是从出生开始，在家庭和社会的影响下，逐步形成的。一个人所处的社会生产方式及其所处的经济地位，对其价值观的形成有决定性的影响。

3. 主观性与能动性　价值观有主观性和能动性，用以区分好与坏的标准，可以根据个人内心的尺度进行衡量和评价。

（三）价值观影响

价值观代表了医院对于什么是好、什么是对的认知，价值观影响到医院与医院之间、医院与政府之间、医院与患者之间、医院社会之间及医院的其他相关利益方的关系。 从组织行为学的观点来考虑，价值观会影响当前及将来员工的行为，对塑造医院的未来也有着深刻的影响。 加上传统的思想观念，这些评价都形成了医院价值观，并影响着医院发展方向与战略路径的选择。

对医院价值观的考察，应注重探讨医院在发展方向与战略路径中，在众多的价值取向中，优先考虑哪种价值。 医院核心价值观不是"虚"的，而是"实"的，是为实现使命、愿景而提炼出来、指导员工共同行为的准则。 价值观体系是决定医院行为及态度的基础。 价值观受制于医院职工的人生观和世界观。 价值观代表一系列基本的信念：从医院或社会的角度来看，某种具体的行为类型或存在状态比与之相反的行为类型或存在状态更可取。 这个定义包含着判断的成分，这些成分反映了一医院关于正确与错误、好与坏、可取与不可取的观念。

医院价值观的形成受其所处的社会生产方式及经济地位的影响，在一定程度上是不可逆的。 具有不同价值观的医院会产生不同的发展态度和行为。 价值观是医院整个组织的内心尺度。 它凌驾于医院的所有职工个人价值观之上，支配着医院的行为、发展等，支配着医院认识世界、明确自身定位，自我了解、自我定向、自我设计等；也为医院自认为正当的行为提供充足的理由。

在医院发展战略中，核心价值观的缺席是最可怕的缺席；有了核心价值观，医院才有力量。 价值观对于研究组织行为是很重要的，因为它是了解员工的态度和动机的基础。 同时它也影响我们的直觉和判断。

知识点

组 织 行 为

组织行为，是指组织的个体、群体或组织本身从组织的角度出发，对内源性或外源性的刺激所作出的反应。组织行为是一种重要的组织现象，对这种现象的研究越来越引起了组织学家的重视。组织行为学是研究组织中人的行为与心理规律的一门科学。它是行为科学的一个分支,随着社会的发展,尤其是经济的发展促使了企业组织的发展,组织行为学越来越受到人们的重视。组织行为学又有其自身的许多分支,如企业组织行为学、学校组织行为学、医院组织行为学及军队组织行为学等。目前,企业组织行为学研究较多、应用较广。因此,人们常把组织行为学与企业组织行为学等同看待。组织在概念上是指群体的集合,多个群体通过一定的方式组合到一起形成组织。

组织行为的概念包括古典的,现代的组织理论基本观点,这些理论涉及以下内容:组织设计对员工的影响,组织的发展与变革,组织文化建设等。

三、 核心价值观应用实操

(一)医院的公益性导向

公立医院坚持公益性为导向,把社会效益放在首位。 医院核心价值观的建立,应维护公益性、调动积极性、保障公立医院可持续运行。 在坚持公益性前提下,公立医院的经营发展要靠服务质量、效率,靠满足百姓健康需求程度,靠群众的口碑等来不断提升。

(二)从愿景使命中凝练

核心价值观由医院使命和愿景决定,使命是医院战略功能定位的哲学表达,是宏观的;愿景是医院长远战略目标定位的哲学表达,是长期的。 因此,医院需要核心价值观引导日常决策、指导医院运行、规范员工行事准则,以确保使命的完成和愿景的实现。

医院价值观要实现其强大作用,价值观必须转变成可衡量的实践。 价值观应有助于驱动愿景,并与导致组织成败的因素,如主要是关键成功要素及医疗行业的价值驱动要素紧密联系。

（三）构建简明实效体系

面对医院管理的各个方面时，都会有价值观的判别问题，但在应用价值观时，一定要知晓，价值观体系要系统、简明扼要、实用实效。医院要有重点、清晰、明确的核心价值观，要关注文化中独特和有力的东西。

（四）通过沟通加强认知

医院设计完成价值观，是刚刚完成了 1% 的工作，另外 99% 的工作需要努力让这些价值观在员工身上得到生动的体现。同时，还要让这些价值观体现在新加入的员工的身上，让这些新成员在加入医院时就接受这些价值观。

医院领导者的一个关键作用就是沟通。领导者的每一次讲话、每一次沟通都要重点地进行价值观的阐释。价值观管理在沟通方面要求进行有计划、有准备、能进行控制的沟通。

在新员工的入职管理、入职教育，在年度、半年度会议上，医院的务虚会议上，甚至医院发生危机时，要重点有针对医院价值理念进行培训与宣导。

（五）植入医院组织体系

在招聘方面，要考查招聘对对象的能力及他们是否与组织的价值观相吻合。在培训方面，针对成员进行广泛的价值观培训，以保证在价值观的认同和价值观针对每一个体的具体情况有针对性的思考和分解。在绩效方面，将价值观植入绩效管理和奖惩体系。绩效管理的标准与招聘中采用的标准及组织架构中的岗位胜任素质等标准紧密相关。在医院内部，对价值观管理方面既要评估做了什么，又要评估如何做的。在价值观应用上，首先以价值观为导向，为医院战略发展提供精神支撑。

第五章　医院文化

一、 医院文化的概念

医院文化根植于历史现实，又要体现未来发展需求。 医院文化与愿景、使命相结合，是医院全体员工认同的核心价值观。 医院的文化创新与文化传统相结合，在组织发展的不同阶段，有不同的文化和不同的价值观，医院最高层面的发展竞争是文化的竞争。 医院文化反映了医院群体的信念、倾向、主张和态度，是医院战略管理中的最高竞争力。

医院文化有广义和狭义之分。 广义的医院文化泛指医院主体和客体在长期的医学实践中创造的特定的物质财富和精神财富的总和，包括医院硬文化和医院软文化两大方面。

医院硬文化主要是指医院内的物质状态。 比如说医疗设备、医院建筑、医院环境、医疗技术水平和医院效益等有形的东西，其主体是物。 医院软文化是指医院在历史发展过程中形成的具有本医院特色的思想、意识、观念等意识形态和行为模式及与之相适应的制度和组织结构，其主体是人。 医院硬文化是医院软文化形成和发展的基础；而医院软文化一旦形成则对医院硬文化的形成与发展具有相互作用，两者是有机整体，彼此相互制约，又互相转换。

狭义的医院文化是指医院在长期医疗活动中逐渐形成的以人为核心的文化理论、价值观念、生活方式和行为准则等，即医院软文化，本节内容侧重从软文化，即狭义的医院文化进行阐述。

二、 医院文化的内容

应如何看医院的文化？ 医院文化一是要看规范与习惯，二是要看医院表述系统，三是要看医院文化积淀下的医院精神。 不同医院不同科室做同一件事，包括治疗方法及手术等，规矩和习惯有明显差别。

首先，早期规范与习惯的形成，依赖于学科带头人的领头作用，依赖于长期的制度建设，依赖于老中青三代人的言传身教，医院文化既有传承，又在新的发展阶段不断创新。

其次，医院文化还要看表述系统，包括医院愿景、使命和价值观理念宣贯、医院与科室领导报告、年终总结、医院宣传内容、个人礼仪、服装、称呼、语言等。

再次，要看医院文化积淀下形成各种精神，如互助精神、进取精神、求实精神、工匠精神。 文化对于任何医院来说，是本身就存在的，而且是别的医院所不具备的。 主导它的是一种精神价值观，一个医院在发展的过程中，医院的氛围、医院的价值观是逐步形成的，是存在于医院内部的，这种文化的核心价值观是需要提炼的。 有了共同的价值观，就可以以此来制订和执行各项制度和标准，指导每个人的行动，规范人的行为。

三、 医院文化的特点

（一）可实现性

医院文化是可实现的，需要重点提炼。 医院的文化是医院的个性体现，缺少医院文化等于缺少核心和灵魂，其组织生命力必然受到影响。 但不是每一家医院都具备自身所独特的文化。 因此，医院文化要服务于医院发展与战略需要，植根于"接地气"，立足于"谋发展"，必须系统地研究和提炼出本机构的文化内核和要素。

（二）可衡量性

医院文化是可衡量的，核心在于落实。医院文化不是空洞的口号、概念，可实际影响医院运行与发展，其通过在部门、员工、患者等多个载体上，以医疗服务质量、服务满意度等多种定量化指标反映医院文化的建设成效。因此，在医院文化的建设历程中，必须找准其核心的衡量指标，并通过常态化的考核工作，不断将文化的理念及其核心要素灌输到员工、部门的意识和行为当中，才能真正传导、辐射至员工的服务过程中来。

（三）长期性

医院文化建设非一日之功，关键在坚守与传承。医院的文化不是一朝一夕即可实现的，而是在长期的发展过程中通过制度建设、行为培育、精神塑造等多种手段结合，以具体目标为载体塑造成型后，又不断加以完善、凝练和升华而形成的。其核心在于坚守和传承，主要体现在形态、过程和结果的传承。

三、 医院文化实操

医院文化核心问题是如何使医院推崇的有特色文化理念成为全体员工的追求与奋斗目标。本节内容以案例医院十年来的发展历程为例，探讨如何对医院的文化进行塑造。

医院围绕卓越管理和品质安全为两大核心要素，引入以顾客为导向，从财务、客户、内部业务流程、学习和创新 4 个角度来评价医院发展的平衡记分卡（BSC）工具和以全员为基础，持续的提升管理水平的 QCC 理论工具作为载体，旨在通过管理常态化、要素行为化，全员、全程、全面地融入到医院软文化的建设中，从而构建具有医院特色的文化氛围，指导医院永续发展。

（一）概念塑造理念文化

概念塑造，构建建章立制的理念文化。医院通过近十年的关于卓越与品质核心要素的培育，形成了立足政府区域卫生规划及患者的医疗服务需求的医院发展目标，建设成高品质高安全的国际化研究型医学中心的愿景，以人为本、关爱生命、提供全过程管理医疗健康服务的使命，及诚信仁爱、精益求精、和谐奉献、创新进取的价值观，并成为指导医院发展的引领旗帜。 作为旗帜载体，医院以患者为中心，卓越和品质为准绳，构建医院全面、全员、全过程的制度管理体系，从制度制订、制度执行、执行效果、效果评价的基础循环，建立医院制度管理全周期的内部循环生态，开展全方位、多维度质量管理，以卓越品质文化促进医院建设，持续改进，追求卓越。

（二）过程塑造流程文化

过程塑造，构建持续改进的流程文化。 医院围绕高品质和卓越管理两个核心要素，贯穿到医院整体管理运行当中，理顺医院品质安全与卓越管理流程。具体而言，构建院—科—组三级管理与质量安全组织体系与管理机制，聚焦患者安全，形成以安全事件管理系统和管理危机值上报系统的"安全事件上报"为主导的医院安全文化流程。 以卓越管理目标为导向，建立多部门管理机制，以优化就医环节、改善患者就医体验为导向的医院服务与管理流程建设等。 在管理过程中，关口前移，聚焦管理难点、痛点，从系统、环节追溯根本原因，形成有制度、有执行、有监督、有改进的持续改进闭环管理状态。

（三）结果塑造卓越文化

结果塑造，构建结果导向的卓越文化。 2011 年以来，医院从多个方面取得成果，医院管理实现内部循环的良好生态，并以成果为引领，不断强化软文化的两个核心要素，从而指引医院的未来发展。

本篇小结

本篇主要阐述了医院的愿景、使命、战略目标和医院文化的概念，对于医院的过去、当前和未来，是医院的管理者、政策制订者等需要了解和掌握的，并且能够区分其不同之处，掌握其内在的逻辑关系。

第一层，"医院为什么存在"，是回答医院存在的价值或者意义，即"我是谁？"的问题，这就是医院的使命（mission）。

第二层，"医院的发展目标"，就是医院"到哪去"，即愿景（vision）问题。

第三层,"医院如何达成目标"或"医院如何生存发展",即"如何走",也即医院的核心价值观(core value)问题。

这三者作为医院的"根"与"魂",是医院发展的基础与命脉所在。本篇旨在促进学员了解和掌握,能够结合自身的工作实际,对所在的医院发展提出独特的看法,或者更好地理解,从而内化于心外化于行。

第三篇

战略目标体系

——不谋全局者不足以谋一域

一个崇高的目标，只要不渝地追求，就会成为壮举。

　　　　　　　　　　　——华兹华斯（英国浪漫主义诗人）

　　求学之路、事业之初、学问之道、人生之旅，每个阶段都需要有目标加持。同样，面对复杂的医疗环境，驾驭复杂医疗局面需要公立医院领导者有战略思维方式。局面越复杂，越能体现战略思维的价值。对于未来，战略思维起着明确奋斗目标和方向的作用；对于当前，战略思维起着总揽全局、抓住重点的作用；对于历史，战略思维起着认清大势，看到实质的作用。在战略管理中，医院领导者要为坚守使命、实现愿景全方位地思考问题，做到统筹兼顾，不断地提高战略思维能力，才能作出正确的战略决策。

　　而战略思维的落脚点则在于战略目标的制订、目标体系的构建，以及围绕目标而进行的科学管理。只有清晰地了解目标、追求目标，才能为医院的战略达成提供行为依据。

第一章 开篇案例:区域医疗中心的战略目标体系

在快速发展初期,面对医院经济基础薄弱、区域内医疗资源不足、行业内竞争压力大、地理位置处于远郊、"引人""留人"难等诸多问题,浦东医院应该如何破局突围? "十二五"期间,浦东医院党政领导班子认真分析了医院当时的形势,认识到从医院战略管理着手,破局区域医院发展路径有着重要意义,而当务之急是要形成一套全院员工都认可的战略目标体系,包括愿景是什么?最终的目标是什么? 这套战略目标体系在医院的发展中发挥着它举足轻重的作用。

2011 年 7 月,浦东医院作为当时惠南地区医联体的核心医院,在职工代表大会上讨论通过了"2011—2015 年上海市浦东新区南汇中心医院、复旦大学附属华山医院南汇分院"十二五"发展战略规划暨创三级医院工作计划","金字塔"发展战略(图 3-1-1)正式发布,开启了医院加强内涵建设、对标管理、创建三级医院的关键阶段。

浦东医院"金字塔"发展战略从医院层面、业务层面、职能层面将医院发展战略分为整体战略、竞争战略和职能战略,分别对应回答"做什么,不做什么,业务组合最优化""如何为医院创造价值,如何提高竞争能力,如何达到三级医院水平""强化医院总体战略和业务战略在各职能部门中的执行规划和执行行为指导,有效地运用相关管理效能,保证医院战略目标的实现"。

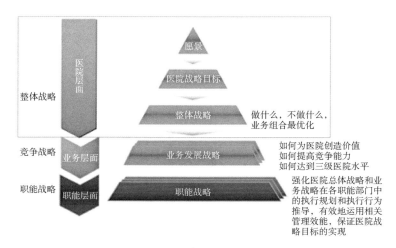

图3-1-1   医院"金字塔"发展战略

一、 愿景传递激情、确定目标

基于愿景、使命、价值观等战略基调，医院将创建三级综合医院作为了当时实现愿景道路上的关键任务之一，并确定了五年战略总目标：打造浦东南部地区的医教研中心及高地，形成专科特色突出、在浦东乃至上海具有品牌影响力的现代化、信息化、人性化的综合性三级医院。

愿景发布后，一石激起千层浪，一家区属医疗中心在五年内要转型为三级医院的消息也引起了社会的质疑。 无论是从学科人才还是设施设备都存在着巨大差异，如何可能成为三级医院呢？ 就连医院的员工都提出疑惑，"能行吗""该怎么做"，一系列问题接踵而至。

在不同的争议声中，医院未来的发展景象依旧得到了各个领域和诸多行业的支持并寄予众望，医院领导层带领全院职工宣誓并签字，树"创三"的信心，表"创三"的决心，极大地激励全院职工为实现目标而努力。

二、 使命具化为任务、承诺、目标

在愿景的基础之上，医院将"以人为本、关爱生命， 提供人性化高品质的医疗保健服务"的使命具化成为目标。有了目标，战略就有了清晰的目的和方向。总体战略目标作为医院发展的核心和精髓，2013 年 3 月，医院首先在临床科室中开展了"提高医院核心竞争力"大讨论，以消除职工对于如何实现医院的战略规划和愿景目标的畏难情绪，后在全院行政、后勤、临床医技等部门科室中全面铺开，充分调动了全院职工的主动性、创造性和积极性，整个过程分两个阶段。

第一阶段：集中智慧、科内讨论。主要抓好两项工作：一是以各科室、病区为单位，采取个人自学与集体组织学习、讨论相结合的方式，对医院"十二五"规划、2013 年医院工作要点及 2013 年医院工作会议上院长和党委书记的讲话进行学习；二是针对学习内容，围绕"如何提高医院核心竞争力"开展讨论，组织科内职工献良策，提供有可行性、可操作性的金点子。

第二阶段：总结建议、全院交流。医院办公室整理科室和个人上报的建议、金点子，根据学习领会院长和书记的讲话及市、区、院级年度工作思路，分析经全院各科室、部门大讨论后上交的建议并进行整理归纳。

没有最好的战略，只有最适合的战略。最终，一个又一个的科室着眼于行业趋势与长期发展，明确自身定位，立足当下，在剖析既往发展中优势与不足的基础上，紧扣行业趋势、政策指引，因地制宜。为本科室设定了一系列适合自身发展的战略目标。

三、目标层次展开，构建体系

（一）目标体系构建

通过"提高医院核心竞争力"大讨论，医院目标层次体系从医院层面、业务层面和职能层面进一步展开。为实现创建三级医院的总目标，根据医院发展的成熟程度，医院领导层决定设立党建与文化目标、医疗与人才目标、科研与教学目标、质量与服务目标、管理与运营目标、员工成长与福利目标，各目标相互衔接、相互支撑，构成一个完整的系统性的战略目标体系。

（二）目标体系内容示例

1. 医院评审目标　对标"上海市三级综合医院评审标准"，医院以必备标

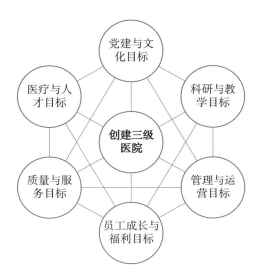

图 3-1-2　医院战略目标体系

准目标：全部通过；准入标准目标：评审分数≥90分；评价标准目标：评审分数≥950分；技术标准目标：评审分数≥180分的四项指标体系，构成医院的等级评审目标。

2. 党建与文化目标　政治合格，思想稳定，道德纯洁，领导坚强，团队和谐氛围好；无行业不正之风，无严重违纪事件。

3. 医疗与人才目标　建立一支技术优良、德才兼备的人才队伍；杜绝严重医疗事故，无重大医疗纠纷，无违法经营。

4. 质量与服务目标　客户服务满意度逐年递增，争取门诊投诉率小于0.5‰，住院投诉率小于0.1‰。

5. 管理与运营目标　医院级目标设定五年总体财务指标持续增长，建立科室协作、流程畅通的运行模式，完善制度建设和激励机制，依法治院；科室级目标要求每个科室和中心每年进行流程再造、完善科室制度、建立学习型组织、持续新技术创新等。

6. 员工成长与福利目标　五年内年收入不断提升，员工获得最大成长，个人收入稳步提高。

四、医院战略目标体系示例

要想"纲举目张"，还必须把简单的战略目标用计划的形式将其相对具体化。在医院各科室、部门了解"创三级"的总目标，理解和认可医院战略目标体系的内容之后，对标"上海市三级综合医院评审标准"，医院将目标体系分解成年度目标，形成了五年目标计划，将其分为必备标准、准入标准、基本标准（改进医院服务管理、患者安全目标、医疗质量管理与持续改进、护理质量管理与持续改进、医院管理、医院运行基本数据和医疗质量评价指标）和技术标准。

医院计划必备标准目标：全部通过；准入标准目标：评审分数≥90分；评价标准目标：评审分数≥950分；技术标准目标：评审分数≥180分，并确立好从2011—2015年每一年的年度目标。以准入标准为例，参照三乙标准（85分达标），医院设定四年达标，即2011年达60分，2012年达70分，2013年达80分，2014年达85分，以逐渐递增的方式完成目标，并在2015年维持分数并继续发展。

千斤重担人人挑，人人身上有指标。医院将达标任务落实到具体的责任科室及责任人。责任落实到位以后，就要带着责任进行目标的实施。在责任——实施的转换过程中，所有目标的设定遵循这些要点，即目标是具体的、可以衡量的、可以达到的、具有相关性的、具有明确的截止期限的。

以基本标准中的第三部分——医疗质量管理与持续改进为例，总分是450分，共19项考核指标，每一项指标对应相应的责任科室。其中，医疗质量管理组织占20分，以三乙标准为目标，医务部作为责任科室，在科室责任人的带领下，针对该条目，设定了五年计划：2011年达到16分，2012年达到17分，2013年达18分，2014年≥18分，2015年≥18分。以上述为例，全院各责任科室就自己的考核指标，对照着时间和目标分别开始制订并落实五年发展计划，朝着其使命和愿景迈进（图3-1-3）。

目　　录	责任科室	2011	2012	2013	2014	2015
第三部分 医疗质量管理与持续改进 450分						
十七、　医疗质量管理组织(20分)	医务科	16	17	18	≥18	≥18
十八、　医疗质量管理与持续改进(35分)	医务科	28	29.75	31.5	≥31.5	≥31.5
十九、　临床路径和单病种质量持续改进(20分)	医务科	16	17	18	≥18	≥18
二十、　医疗技术管理(30分)	医务科	24	25.5	27	≥27	≥27
二十一、医院感染管理与持续改进(30分)	院感科	24	25.5	27	≥27	≥27
二十二、门诊管理与持续改进(20分)	门办	16	17	18	≥18	≥18
二十三、急诊管理与持续改进(25分)	门办	20	21.25	22.5	≥22.5	≥22.5
二十四、住院诊疗管理与持续改进(15分)	医务科	12	12.75	13.5	≥13.5	≥13.5
二十五、手术治疗管理与持续改进(30分)	医务科	24	25.5	27	≥27	≥27
二十六、麻醉与镇痛治疗管理与持续改进(20分)	麻醉科	16	17	18	≥18	≥18
二十七、重症医学科(室)管理与持续改进(25分)	ICU	20	21.25	22.5	≥22.5	≥22.5
二十八、医学影像质量管理与持续改进(25分)	放射科	20	21.25	22.5	≥22.5	≥22.5
二十九、临床检验质量管理与持续改进(25分)	检验科	20	21.25	22.5	≥22.5	≥22.5
三十、　药事和药物使用管理与持续改进(30分)	药剂科	24	25.5	27	≥27	≥27
三十一、病理质量管理与持续改进(15分)	病理科	12	12.75	13.5	≥13.5	≥13.5
三十二、输血质量管理与持续改进(25分)	检验科输血科	20	21.25	22.5	≥22.5	≥22.5
三十三、感染性疾病管理与持续改进(15分)	感染科	12	12.75	13.5	≥13.5	≥13.5
三十四、血液净化质量管理与持续改进(15分)	肾内科	12	12.75	13.5	≥13.5	≥13.5
三十五、病案质量管理与持续改进(30分)	信息科 医务科	24	25.5	27	≥27	≥27

图 3-1-3　医院部分评审标准五年提升计划

五、 医院战略目标体系再升级

战略目标不仅是蓝图，更是医院生存和发展的谋略。 当目标体系的制订与分解明确了医院在 2011 年至 2015 年的努力方向后，"如何进一步深化、具化目标？""如何快速、精准、有效地达成目标？""如何更好地谋划医院生存和发展的大计？"又成为了医院的管理难点。 面对中国医院的转型、探索和竞争，站在医院发展的全局视角，医院管理层提出要进行战略的自我审视、定位和反思，战略的制订必须首先建立在对医院内外因素深度分析的基础上。 在公立医院转型发展的关键期，首先要明确自身功能定位，找准立足点，才能制订符合自身实际的高质量发展战略路线。 至此，在医院管理层的带领下医院开始全面SWOT 分析和医院及科室规划、职工规划，将医院的总体战略再升级，形成新的战略目标体系。

第二章　战略目标

一、 战略目标的概念内涵

战略目标包括愿景、使命和目标，即愿景、使命和目标都属于战略目标范畴。 战略目标是愿景和使命的具体化和量化，是组织通过战略期内的战略行动而想达到的结果，即组织在一定时期内要达到的理想成果。 战略目标所能表现的是组织的具体期望，它所指明的是组织的努力方向。

在企业，战略目标是希望实现的产出与绩效，并以此衡量企业的生产经营活动。 战略目标由四个部分构成：战略目的、衡量实现战略目的的绩效指标、应该实现的绩效指标、实现战略目标的时间表。

为什么需要制订战略目标？ 因为，战略目标是用来回答我们的愿景与核心价值观如何才能够变成现实，可以用来量化现实利益。

在医院战略管理中，战略目标是医院战略的基本依据和出发点，是医院使命的具体化和数量化，是医院战略控制和评价的标准，是激励医院各级管理人员与员工前进的动力。

战略目标是一种宏观目标，具有宏观性、全面性的特点，是对医院发展的一种总体设想。 它的着眼点是整体而不是局部，是对现实利益与长远利益，局部利益与整体利益的综合反映。

战略目标作为一种总目标、总任务和总要求，通过建立目标体系并分解成某些具体目标、具体任务和具体要求，从而使医院各级管理者作出承诺，在具体的时间框架下达到具体的业绩目标。

> **小贴士**
>
> **SMART 原则**
>
> S 代表具体(specific),指要切中特定的工作指标,不能笼统。
>
> M 代表可度量(measurable),是数量化或者行为化的,验证这些绩效指标的数据或者信息是可以获得的。
>
> A 代表可实现(attainable),在付出努力的情况下可以实现,避免设立过高或过低的目标。
>
> R 代表相关性(relevant),是与工作的其他目标是相关联的;绩效指标是与本职工作相关联的。
>
> T 代表有时限(time-bound),注重完成的特定期限。

二、战略目标的作用特征

(一)战略目标的作用

1. **是战略制订依据和出发点**　战略目标是关于未来的设想,是一种长期目标。它的着眼点是未来和长远。战略目标所设定的是医院员工通过自己的长期努力奋斗而达到的对现实的一种根本性的改造。

战略目标的设定过程,是医院宗旨的展开和具体化,是对医院确认的发展愿景、社会使命的进一步阐明和界定,是医院在既定的战略管理领域展开战略运营管理活动所要达到的水平的具体规定,是战略制订依据和出发点。

战略目标还受最高管理层的社会价值观的影响,往往由医院管理层制订医院的不同部门的目标,从不同侧面反映医院的自我定位和发展方向。

2. **指明医院战略方向**　制订正确的医院战略仅有战略愿景和战略使命是不够的,还必须根据医院的外部环境与自身所拥有的资源及能力,将医院的共同愿景和美好的构想转化为医院战略目标。

　　与医院战略、使命相比较，战略目标更为具体化。 战略目标是医院战略的重要内容，指明了医院的发展方向和操作标准。

　　3. 战略目标多元化作用　医院的战略目标是多元化的，既包括经济性目标，也包括非经济性目标；既包括定量目标，也包括定性目标；既包括总体目标，也包括具体目标。

　　各个医院需要制订目标的领域和方面虽不尽相同，但却大体相似。 一般而言，大多数医院在建立长期战略目标时可以考虑这些具体目标的组合： 医疗业务能力、竞争地位、财务状况、学科结构、技术水平、人力资源开发、医院形象、职工福利及社会责任等。

　　所有这些目标可以归结为 5 类： ①经济目标；②能力目标；③社会目标；④环境目标；⑤地位目标。

　　4. 战略目标激励作用　战略目标激励医院全体员工朝着组织所期望的目标前进，这需要组织的动力，而组织动力来源于医院的战略目标。 战略目标本身是具有先进性和挑战性，需要付出一定的努力才能达到，只有先进的、可行的战略目标才具有激励和挑战作用，以发挥出人的巨大潜能。

　　战略目标是总方向、总任务，是相对不变的。 医院员工的行动会有一个明确的方向，大家对目标的实现才会树立起坚定的信念。

管理荟萃

目标的作用

　　1953 年，曾有人对美国耶鲁大学应届毕业生进行问卷调查："你毕业后的目标是什么？"统计结果 3％的学生有明确的目标，97％的学生基本上没有明确的目标。

　　1973 年，有人去追踪当年所有参加答卷学生的现状，结论使他大吃一惊，有明确目标的 3％的人所拥有的资产总和比其余 97％的人资产总和还多得多。 20 年前仅是目标的有和无，而 20 年后却形成了如此大的差异。

　　这个小故事充分说明：气魄大，方成大业；起点高，方能入高境界；立意

远,方能奔腾。只有那些树立远大目标,并为之奋斗的组织才能长盛不衰;
设定一个高目标就等于达到了目标的一部分。

世界会向那些有目标和远见的人让路。

——冯两努(实践派作家)

(二)战略目标的特征

医院的战略目标有定性和定量的区分,但无论如何区分,都必须是可以衡量的、具体的、能够进行客观评价和可考核的。 制订医院的战略目标是制订医院战略的前提和关键,医院战略则是为达到医院战略目标而采取的行为。

战略目标与其他目标相比,在时限上一般是 3～5 年以上。 具有以下一些特征。

1. **宏观性** 战略目标是一种宏观目标。 它是对医院全局的一种总体设想,它的着眼点是整体而不是局部。 它是从宏观角度对医院的未来的一种较为理想的设定。 它所提出的,是医院整体发展的总任务和总要求。 它所规定的,是整体发展的根本方向。 因此,医院战略目标总是高度概括的。

2. **现实性与多样性** 战略目标是现实的。 医院的存在是社会发展的客观需要。 社会是由各种组织所组成的,其中也包括医院。 社会客观上若不需要这个医院,则这个医院必然要消失。 医院存在,与医院同体同根的目标也就存在。 虽然医院目标项目的多少、指标数值的大小受医院管理中的客观条件和主观因素的影响,但目标本质的客观性是不容抹杀的,人的主观因素可以影响医院目标但不能否定医院目标。

战略目标是多种多样的。 医院任务的主要目标,通常是多种多样的。 同样,在目标层次体系中的每个层次的具体目标,也可能是多种多样的,在考虑追求多个目标同时,必须对各目标的相对重要程度进行区分,在任务不同阶段,应确定不同的目标。

3. **挑战性** 战略目标是具有挑战性的。 根据美国管理心理学家维克多·弗鲁姆(Victor Vroom)的期望理论,如果一项工作完成所达到的目的对接受者没有多大意义的话，接受者也是没有动力去完成该项工作的；如果一项工作很容易完成，对接受者来说，是件轻而易举的事件，那么接受者也没有动力去完成该项工作。所谓"跳一跳，摘桃子"，说的就是这个道理。目标的可接受性和挑战性是对立统一的关系，但在实际工作中，必须把它们统一起来。

先进的、具有挑战性的目标能激励人们为达到目标作出努力并不断前进。目标本身是一种激励力量，特别是当医院目标充分体现了医院成员的共同利益，使战略大目标和个人小目标很好地结合在一起时，就会极大地激发医院成员的工作热情和献身精神。这是因为战略目标的表述必须具有激发全体员工积极性和发挥潜力的强大动力。另一方面，战略目标必须具有挑战性，但又是经过努力可以达到的，员工对目标的实现充满信心和希望，愿意为之贡献自己的全部力量。

4. 可接受性与时间约束性　一个目标对其接受者如果要产生激发作用的话，那么对于接受者来说，这个目标必须是可接受的，可以完成的。对一个目标完成者来说，如果目标是超过其能力所及的范围，则该目标对其是没有激励作用的。根据弗鲁姆的期望理论，人们在工作中的积极性或努力程度（激发力量）是效价和期望值的乘积。其中效价指一个人对某项工作及其结果（可实现的目标）能够给自己带来满足程度的评价，即对工作目标有用性（价值）的评价；期望值指人们对自己能够顺利完成这项工作可能性的估计，即对工作目标能够实现概率的估计。

目标应有时限上的要求，即要求实现的日期，特别是近期目标实现的日期更为重要，否则长期目标是否达成无法断定。战略目标必须清晰地表述在什么时候、在多大程度上完成什么样的业绩。因此，战略目标应当避免如"取得最大化的利润""降低成本""提高销售额"等一般性表述。

5. 相对稳定性　战略目标既然是一种长期目标，那么它在其所规定的时间内就应该是相对稳定的。当然，强调战略目标的稳定性并不排斥根据客观需要和情况的发展而对战略目标做必要的修正。信息反馈是把目标管理过程中，目标的设置、目标实施情况不断地反馈给目标设置和实施的参与者，让人员时时知道医院对自己的要求，自己的贡献情况。如果建立了目标再加上反馈，就能更进一步加强员工工作表现。

> 🔍 **小贴士**
>
> 　　世界上所有奇迹都是干出来的，都是行动的结果，而干或行动的原动力就是目标。从生理学角度看，目标能提高生命的效率。人的大脑可以储存亿万信息，并对其做出快速处理。人的感官对环境中的信息有感知和认知能力。为了使大脑与感官有效工作，必须对有价值的信息产生反应，而对潜意识中认为无用的信息采取封锁状态，所谓"视而不见，充耳不闻"。
>
> 　　你没打算学打字时，就是天天与打字员打交道，而打字员的动作对你几乎是"熟视无睹"，毫无意义的；但一旦你确定了"学会打字"的目标，那么打字员的每一个动作对你都有意义，而且会被专注地采集到你大脑中去，进行"处理、分析、判断"，从而得出"应该这样打字"的结论。这足以说明目标可以提高生命的效率，它能帮助你调动自身的资源，激发你自身的潜力，使机体的有关系统在"目标"方向上活跃起来。任何成功的医院，都不是一夜、一年时间可以达到的。院长要把眼光放得远些，把梦想转换成鼓舞人心的、令人荡气回肠的医院蓝图，再把蓝图转换成具体的、可以实现的数字目标，然后带领一班人，带领全院人为此目标而努力奋斗。

三、 愿景、使命与目标的关系

　　"愿景""使命"和"目标"三者的关系是相互依存的，使命的动力来自愿景，愿景由目标构成而具化，目标又是实现使命所要达到的预期效果。

　　愿景是一种内心的愿望，是大脑里的一幅图画，是一种驱动力，愿意通过实践来达到某一个境界，追求某一种成就，是员工希望组织往哪个方向发展的希望目标。

　　使命是组织生产经营的哲学定位，也就是经营观念。 组织确定的使命为组织确立了一个经营的基本指导思想、原则、方向及经营哲学等，是员工一起努力完成组织想达到的一个目标。

目标是达成某种水平或境界，完成某件重要事件或某项任务，欲实现的某种理想。 因此，可以看出，目标具体，愿景笼统；目标是即将实现，能够通过努力实现的规划；愿景是一幅前景，是能够指引员工前进的理想。 愿景有助于确定发展目标，发展目标为实现愿景服务。

第三章　战略目标体系

一、 战略目标体系的构成

（一）战略目标的结构体系

在医院的愿景和使命的基础上，制订医院的总体战略目标。 为保障医院总目标的实现，医院领导者、职能部门管理者必须将目标进行分解，以保证职能战略目标具体化、可操作。 通过将目标细化成具体的工作任务、工作安排，可以有效地转化成实际行动。

医院的战略目标体系依据医院战略、职能战略及业务战略可分为 3 个不同目标层级。

1. **医院总体战略目标**　如反映医院执业范围、业务总目标、未来规划及公立医院绩效考核与运营等。

2. **业务单元战略目标**　如医疗条线的业务发展目标、新技术新项目的应用；如后勤条线的成本管控目标、绿色医院建设等；如科研条线的国家自然科学基金立项、省部级课题及重点实验室建设等。

3. **职能部门战略目标**　在医院中，各职能部门作为分管副院长职责的执行机构，具体要围绕条线的单元战略目标，进行具体工作的推进和落实。 如医务处承担业务发展与科室目标考核的具体任务、新技术与新项目的申报；总务处承担水电煤气的节能降耗工作；科研处承担重点实验室的规划、申报及筹建等具体事务。

（二）战略目标的层次体系

战略目标体系（图 3‐3‐1）中包括战略总目标和子目标，总目标和子目标之间应该相互关联、相互制约。子目标应围绕总目标展开。

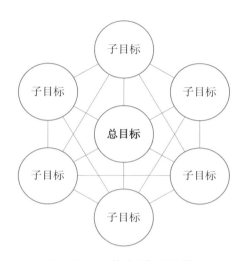

图 3‐3‐1　战略目标层次体系

（三）战略目标的内容体系

战略目标可分为经济类目标和非经济类目标。在公立医院经济类目标主要针对医院财务指标；非经济类目标包括了能力目标如医院科研能力、教学能力、技术服务能力及人力资源能力，社会公益目标、环境目标及品牌目标等。

（四）战略目标的时间序列

按目标的预期实现时间，可以分为长期目标、中期目标及短期目标。长期目标跨度在 5 年或 5 年以上；短期目标通常为年度或季度目标，时间在 1 年或 1 年以内；中期目标常位于两者之间。在战略目标布局时常应关注战略目标的全局性和稳定性，又要关注好中期目标的战略里程碑设定，形成时间计划表，通过短期目标的动态调整以实现战略目标。

（五）战略目标的因果序列

按照医院战略目标的因果关系，目标可以分为结果性指标与过程性指标。

目标应在不同的管理层级上要建立因果关系，在总目标与子目标要建立因果关系，在长期目标与中期、短期目标间建立因果关系。 从医院战略管理过程看，过程目标是因，结果目标是果。

作为独立的主体，公立医院财务指标也是医院的发展根本之一，通过应用平衡计分卡来兼顾财务与非财务、短期与长期指标的平衡，从财务指标、客户指标、过程指标和学习与成长指标等方面构建实施战略的因果序列。

通过对医院战略的组织架构、战略的内容层别、战略目标的实现过程和实现不同目标的时间确定，逐层分解目标，建立目标间的因果关系，可以构建医院的战略目标体系。

二、 战略目标体系设计实操

（一）战略思想的统一

从战略管理角度，战略目标要有前瞻性、系统观，战略目标制订要先抛开现有的问题、困境，用前瞻、宏观、挑战、系统方法进行突破，而不能停留在舒适区。 目标的完成要有明确的时间表。 从心理学角度看，目标对人具有强大的推动作用。 统一思想、形成共识，对目标推进起着决定作用。

如果目标真正发源于领导班子的内心，那么它一定可以推动领导班子行动。 目标越明确，在内心引发的愿望越强烈；目标与现实对比差距越大，对人的刺激就越大，对人的驱动势能越大，就必然会引起变化，迫使你采取行动。

对于医院领导者来说，将愿景和使命转换成明确具体的业绩目标和目标体系，建立评价业绩表现的标准，能够使医院更具创造力。 同时关注结果，防止自满和掉以轻心，最重要的是为员工提供坚强的意志和坚定的信心。

（二）有效的战略协同

在医院战略管理组织中，有了目标，还需进一步将医院目标管理系统化，以形成有效战略协同。 医院有了明确的战略目标，就有了发展的总纲，有了奋斗的目标，就可以进行人力、物力、财力以及技术、信息和文化等资源的优化配置，创造相对优势，解决关键问题，保证战略目标的实现。 但在医院战略管理组织中，有了目标，还需进一步将医院目标管理系统化，以形成有效战略协同。

医院的战略协同效应通过医院战略目标体系来实现，协同效应包括医院管理、医疗、护理、医技、后勤保障等职能部门在不同环节、不同阶段、不同方面共同利用同一资源而产生的整体效应。在传统组织体系中，以战略目标为导向，构建横向整合的矩阵式管理组织，推进战略目标达成与实现。

（三）兼顾内部、外部环境

战略目标体系需兼顾医院内部、外部环境，医院发展和医院短期内运行的不同要求，既要反映医院愿景和使命，又必须具有可操作性。因此，在设计医院战略目标体系过程中，必须处理好各类目标之间的关系。医院目标的层级要求管理者必须进行多层次和多部门目标之间的协同，同时目标的时间性要求管理者在制订目标时应明确时间限定，并且能根据环境的变化及时调整和修改战略目标。

在对战略目标进行表述时，医院管理者应该根据愿景、使命，对目标进行参数设定，体现多种目标之间的协调，兼顾目标的可衡量、可操作及可分解等。

由于医院在不同发展阶段所遇到的管理问题不同，所处的环境也不同，因而其战略目标体系中的侧重点也不一样，于是便形成了内容不同的战略目标体系。

（四）凸显医院公益性

战略目标体系的设计中注重凸显医院公益性，持续增强医院服务能力。目标的设定能够体现社会效益的最大化，切实以患者为中心，围绕高质量发展、转型升级、临床技能、质量和科技创新能力等展开，使医院改革发展成效更多、更好地惠及百姓。

同时，注重医院门急诊人次、出院人次和住院手术人次年均增幅等服务量的指标，还包括服务效能的增强，如平均住院日缩短，来体现有限的医疗资源得到充分地利用。再从患者的就医负担而言，通常医院还会设置医疗费用控制的目标。

同时，随着医疗水平与健康科技的持续发展，对于医院，特别是大型公立医院而言，其目标的设置通常还包括高水平的科技成果，如各个层级的科技进步奖、发明成果专利数以及科技成果转化数量等具体目标。

（五）注重内部运营管理和支撑平台建设

目标体系的设计中注重内部管理和支撑平台等建设。 在战略目标体系中，医院为了保障业务目标的实现，通常会在职能目标中进行设置，从而保障能力指标的实现。 如与医院医学学科人才建设、临床能力提升、内部管理优化和服务改善等重点工作密切结合，在内部管理中充分体现规划引领，管理导向更清晰、目标更明确。 或者是通过规划预算项目的管理目标，积极推进重点项目建设，如聚焦基本医疗服务设施、重点学科研究平台、临床诊疗中心项目建设，医院环境改善等，确保项目落地、见效，并以项目为抓手，推动医院改革发展任务顺利实施。

（六）用信息化支撑

信息化在医院战略目标中的重要性日益提升。 随着患者对健康医疗的需求日益提高，加强区域协同、促进信息共享、推进智慧医疗成为现阶段医疗卫生信息化发展的新趋势。

目前，许多新兴技术也逐渐在医疗领域得到应用，如云计算、物联网、5G技术、人工智能等。 新技术的应用将持续助力我国医疗行业向信息化、智能化方向升级。 从医院而言，医疗卫生业务的复杂性决定了医疗行业需要强有力的技术支撑。

在战略目标构建中，运用大数据分析将形成趋势。 大型数据中心和大规模系统集成工作将会逐步展开，互联互通的信息系统成为医疗体系未来的发展趋势，5G技术将持续助力医疗行业的信息化、智能化，人工智能在我国医疗领域应用将加速落地。 在医院中，电子病历评级、智慧医院建设、互联网医院的推行等都在当下的目标设计中有所体现。

知识点

目标战略学派是国外战略管理的三大学派之一。这个学派的主要观点认为,组织的战略核心是确定和实施组织的长期目的和目标。有些观点已引入我国,如"目标管理",但许多人并没有意识到它的意义和作用。要知道就是从"目标"开始,把许许多多组织及许许多多个人分开了层次,有的卓越,有的平庸,有的失败,有的成功。

医院也是如此。大凡发展比较快的医院,都有比较明确的战略目标,否则,医院就不可能取得真正的成功。这是为什么呢? 从管理学角度讲,这是目标指向作用的结果,任何管理活动都是由一定管理目标规定其发展方向。如果目标不明确,工作就会失去方向。

管理学中有一个公式:工作成绩＝目标×效率。"做对的事情"要比"把事情做对"更重要。

"把事情做对"只是个效率问题,而一开始就设立正确的目标,"做对的事情",才是真正的关键。医院战略目标的制订,就像战争中的战略部署,所谓"运筹帷幄,决胜千里"。

第四章　目标管理

一、 目标管理概念

（一）目标管理概念

有了战略目标体系，但在战略目标实现过程中经常遇到的问题却并不是目标本身，而是实现目标过程中所碰上的各种问题。 目标实现过程的诸多问题存在于部门协同之间、流程之间及上下级的沟通协调之间等。

一般而言，战略管理是一种向未来目标发起挑战的过程，但一旦碰上了问题，现有的医院职能分工体系中，却总是没有部门会主动认为自己有问题，如果每个部门都能各司其职、各尽其事，组织就不应该会有问题。 因此，在组织中的绝大多数基础问题多是因某个或多个职能、职责未履行到位所致。

目标管理的基础定位就是要让职能落地，让每个部门、每个人都清楚知道自己该干什么，达到什么标准。 这其实就是绩效管理的定位。

"使命和任务，必须转化为目标"，管理者应该通过目标，指引前进的方向，对下级进行管理。 当医院层管理者确定了医院目标后，必须对其进行有效分解，转变成各个职能部门、临床科室及员工个人的分目标。 管理者根据分目标的完成情况对下级进行考核、评价和奖惩，这样一个以战略目标为导向，通过目标体系构建来形成职能定位，通过战略协同实现目标的循环过程也就是目标管理。

在目标管理实践工作中，经常会应用到关键绩效指标（KPI）、责任制、目标承诺书及平衡计分卡等管理工具。

1954 年，管理专家彼得·德鲁克最先提出"目标管理"（management by objective，MBO）这一概念。其后，他又提出"目标管理和自我控制"的主张。德鲁克认为，并不是有了工作才有目标，而是有了目标才能确定每个人的工作。

（二）目标管理内涵

战略目标和战略规划是提升医院管理水平、促进创新发展的基础性工作，目标管理能够引导医院向着既定目标前行。作为任务分配、自我管理、业绩考核和奖惩实施的目标，管理上要注意把握纵向和横向维度。

1. 纵向层次性　纵向看，医院目标形成一个有层次的体系，范围从广泛的医院战略性目标到特定的个人目标。这个体系的顶层包含医院的愿景和使命陈述。第二层次是医院的总任务、总目标。在任何情况下，医院的使命和任务必须要转化为医院总目标和战略，总目标更多地指向医院较远的未来，并且为医院的未来提供行动框架。第三层次，这些行动框架必须要进一步地细化为更多的具体的行动目标和行动方案。这样，在目标体系的基层，有分院区的目标、也有部门和单位的目标、个人目标等。在医院的层次体系中的不同层次的主管人员参与不同类型目标的建立。

医院的领导者和管理者主要参与确定医院的使命和任务目标，也参与在关键成果领域中具体的总目标。中层主管人员如副院长、职能部门主任、科主任等，主要是建立关键成果领域的目标、分管条线和部门的目标。基层主管人员主要关心的是部门和单位的目标及他们的下级人员目标的制订。

2. 横向网络化　如果目标体系是从整个医院的整体观来考察医院目标的话，那么，目标网络则需要从横向来看。目标网络从某一具体目标的实施规划的整体协调方面来进行工作。目标与计划方案，通常是形成所希望的结果和结局的一种网络。

如果各种目标不互相关联，不相互协调，且也互不支持，则医院成员往往出于自利而采取对本部门可能有利而对整个医院却是不利的途径。

目标和计划很少是线性的，即并非一个目标实现后接着去实现另一个目标。 目标和规划形成一个互相联系着的网络。 管理人员必须确保目标网络中的每个组成部分相互协调。 不仅执行各种规划要协调，而且完成这些规划在时间上也要协调。

医院中的各个部门在制订自己部门的目标时，要与其他部门相协调。 有人研究得出结论，一家医院的一个部门似乎很容易制订完全适合于它的目标，但这个目标却在管理上与另一个部门的目标相矛盾。

医院制订各种目标时，要与许多约束因素相协调。 医院的各个目标互相联系构成一个庞大的网络，所以要注意各目标之间的互相协调，还要注意与制约各个目标的其他因素的协调。

（三）目标管理体系分层分类

目标体系包括基础目标（或称为计划）、对标目标或挖潜目标、系统目标及子系统目标等。

（1）基础目标是根据同期或上期水平，可以预测能实现的目标为基础目标，也可以称为计划。 按职能部门的职能要求应该完成的工作和任务，就是基础目标。

（2）对标目标或挖潜目标，是高于基础目标，相对于竞争对手、市场增量或相对自己内部挖潜而设定的目标。 职能部门的问题管理，发现问题、分析问题和解决问题，改进与创新就是他们的目标。

（3）系统目标是对于一个组织而言，跟所有组织成员都息息相关，且可控性取决于大家共同努力的目标。 医疗业务量指标取决于各工作环节员工的共同努力，不是靠单个医疗团队就能提高，这就是系统目标。

（4）子系统目标是系统中的子系统或目标中的子目标或问题中的关键影响因素等，是那些能够独立反映子系统运行效果的目标。 成本降低是系统目标，而边际效益管理目标和成本结构优化目标就是子系统目标。

目标管理过程中，一般而言，业务部门的定量目标多一点，职能部门的定性目标多一点。 不要整天纠结于如何找 KPI 指标，把职能、职责明确下来，把该做到的工作具体描述出来，能量化则量化，不能量化就不量化。

二、 目标管理的作用、特征

（一）目标管理的作用

1. 任务导向作用　医院通过对目标进行描述，让目标在员工的脑海中非常清晰，才能真正起到指明方向的作用。 如果员工都对目标非常认同，非常有信心，员工就会围绕在目标的周围，使目标具备了很强的凝聚力。

2. 激励挑战作用　对目标体系进行分层分类有助于发挥目标管理的作用。 如对于整体的组织目标，只设置基础目标和系统目标；对于关键人员或领先学科或特殊专科，应设置对标/挖潜目标和子系统目标。

在考核管理上进行区别对待，如对于基础目标（计划）和系统目标，目标是相对可控，用制度、绩效考核等负反馈式的约束机制来进行管理，这就是价值存量管理。

对于对标/挖潜目标和关键性的子系统目标，用奖励、分享等正反馈式的激励机制来进行管理，这些目标是员工创造的，这就是价值增量管理。

3. 潜力开发作用　通过目标的沟通，让员工愿意去完成目标，这样员工会自动去完成工作。 虽然在开始的时候要进行大量地沟通，但从整个管理过程来看，通过提升员工的自主性，反而减少了管理的压力。 管理者还可以通过计划过程管理阶段评价提升的目标的循环管理来不断提升管理的水平。

目标管理促使管理者应通过深入核心业务的具体问题，从管理设计、流程设计、机制设计的层面解决问题才是从根本上提高医院的核心竞争力。

4. 系统评估作用　在战略管理过程中，战略目标的达成，通过总体目标和子目标系统来实现。 对于不同层级目标要评估其相关性，根据不同层级目标，设置医院级、部门级、小组级等不同级别的会议体系，每年、每月、每周，甚至每日分别审查目标管理报表，然后根据报表的进展程度进行跟踪和纠偏，就能确保目标的过程受控。 同时公示目标管理进度，以达到时间管理效果。

目标管理促使领导能够通过具体的问题评价下属、发现人才。 人的思维分为成长型思维和固定型思维。 成长型思维的人更关注过程而非结果、而固定型思维的人更关注结果而非过程。

创建与总结管理模式的过程其实也是培训员工养成正确的思维模式的过程，员工一旦都具备了一致的管理思维，相互之间的沟通效率将大大提高。

（二）目标管理的特征

目标管理的特点，主要表现在以下几个方面。

1. 要明确目标   "千岩万壑不辞劳，远看方知出处高。 溪涧岂能留得住，终归大海作波涛"，古人形容追求目标才能实现价值。 事实上，在国外的目标管理研究中，研究人员和实际工作者早已认识到制订个人目标的重要性。 早期研究发现，明确的目标要比只要求人们尽力去做更高的业绩更为重要，而且高水平的业绩和高的目标是相联系的。

在医院的生存、运行和发展中，确定目标并不断地循环和持续改进，能够提高科室的工作效率。 在医院中，目标含糊不清对管理人员来说是一件难事，但人们已在寻找解决这种难题的途径，即在医院的发展中，确定自身的目标。

不同类型的医院会有不同的发展目标，如社区卫生服务中心提供基本公共医疗服务；二级甲等医院会根据自身的发展需要和区域卫生规划的要求，制订升级为三级医院的目标；而三级医院则会追求国家级医疗中心、临床研究中心等更宏大的发展目标等。

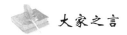 大家之言

要达成伟大的成就，最重要的秘诀在于确定你的目标，然后开始干，采取行动，朝着目标前进。

——博恩·崔西（美国企业家、演说家）

2. 共同参与决策　目标不仅仅是医院的管理者或所有者所独有的，它涉及医院的每一个部门、每一个员工。 因此，目标管理中的目标不像传统的目标设定那样，单向由上级给下级规定目标，然后分解成子目标落实到医院的各个层次上，而是用参与的方式决定目标，上级与下级共同参与选择设定各对应层次的目标，即通过上下协商，逐级制订出整体医院目标、条线目标、部门目标直至个人目标。

目标管理中的目标转化过程既是"自上而下"的，又是"自下而上"的。在医院工作实际当中，医院的年度计划、"十四五"发展规划等目标需要前期全院上下的研讨、论证及最后的职代会表决，就是体现目标管理中共同参与决策的特点体现。

3. 目标规定时限　目标管理强调时间性。 在大多数情况下，目标的制订可与年度预算或主要项目的完成期限一致。 但并非必须如此，这主要是要依实际情况来定。 某些目标应该安排在很短的时期内完成，而另一些则要安排在更长的时期内。 同样，在典型的情况下，医院层次的位置越低，为完成目标而设置的时间往往越短。

4. 评价绩效　目标制订的目的在于实现目标，从而为医院的发展打下基础。 在目标达成的时限内，需要对目标的达成情况进行不断的监督，同时需将监测结果反馈到目标的执行部门或执行个人。

目标管理寻求不断地将实现目标的进展情况反馈给个人，以便他们能够调整自己的行动。 也就是说，下属人员承担为自己设置具体的个人绩效目标的责任，并具有同他们的上级领导人一起检查这些目标的责任。

每个人因此对他所在部门的贡献就变得非常明确。 尤其重要的是，管理人员要努力吸引下属人员对照预先设立的目标来评价业绩，积极参加评价过程，用这种鼓励自我评价和自我发展的方法，鞭策员工对工作的投入，并创造一种激励的环境。

2021 年国家医疗质量安全十大改进目标发布

国家卫生健康委发布《关于印发 2021 年国家医疗质量安全改进目标的通知》，这是我国首次从国家层面提出年度国家医疗质量安全改进目标。根据文件，2021 年度提出了 10 项医疗质量安全改进目标，主要涵盖心脑血管和肿瘤性疾病等重大疾病领域、病案质量和医院获得性事件等医疗管理领域，以及静脉输液率等问题比较突出的诊疗行为领域等 3 个方面。未来，国家医疗质量安全改进目标将按年度发布。

2021 年，国家医疗质量安全改进目标具体包括：提高急性 ST 段抬高型心肌梗死再灌注治疗率；提高急性脑梗死再灌注治疗率；提高肿瘤治疗前临床 TNM 分期评估率；提高住院患者抗菌药物治疗前病原学送检率；提高静脉血栓栓塞症规范预防率；提高病案首页主要诊断编码正确率；提高医疗质量安全不良事件报告率；降低住院患者静脉输液使用率；降低血管内导管相关血流感染发生率；降低阴道分娩并发症发生率。

文件针对 10 个目标分别给出了具体阐释和实现目标的核心策略。比如，在提高急性 ST 段抬高型心肌梗死再灌注治疗率方面，文件提出，医疗机构要建立由心内科、急诊科、检验、护理及影像等相关部门组成的急性 ST 段抬高型心肌梗死（STEMI）患者再灌注治疗技术团队，并指定牵头部门。同时，制订符合本机构实际的急性 STEMI 患者急救方案及标准化操作流程，进行院内再灌注治疗规范化培训，保障医务人员随时到位，保障药品、设备、设施处于可用状态等。

国家卫生健康委医政医管局相关部门负责人表示，年度目标的实现需要行政部门、行业组织、医疗机构和医务人员密切合作、共同推进。医疗机构承担年度目标改进工作的主体责任，要围绕年度目标逐项建立专门工作小组或技术团队，具体负责相关目标组织实施和持续改进工作。积极创新工作机制和方式方法，注重破除原有管理模式的部门、学科壁垒和工作障碍,提倡多部门、多学科有效协同,按照各目标核心策略制订符合本机构实际的管理组织架构、相关制度、工作机制和实施路径。尤其是要注重建立目标改进工作的调度和激励约束机制,充分调动相关管理人员和医务人员积极性。

(三)目标管理常见问题

1. 只关注设定,缺乏管理　医院没有培养一种上下关注目标的氛围,使各个层面仅关心如何设定目标、达成目标。 如果医院仅是在口头上、形式上重视, 做起来流于形式, 长期下来不但会对医院文化造成侵蚀,而且也有悖目标管理的初衷, 其结果只能是事倍功半。

所谓目标管理乃是一种程序或过程,它使医院中的上级和下级一起协商,根据医院的使命确定一定时期内医院的总目标, 由此决定上、下级的责任和分目标, 并把这些目标作为医院经营、评估和奖励每个单位和个人贡献的标准。

重视人的因素。 目标管理是一种参与的、民主的、自我控制的管理制度, 也是一种把个人需求与医院目标结合起来的管理制度。 在这一制度下, 上级与下级的关系是平等、尊重、依赖及支持, 下级在承诺目标和被授权之后是自觉、自主和自治的。

2. 目标缺乏统一,难协调　医院必须具备统一的目标。 医院只有具备了明确的目标,并且在医院内部形成紧密合作的团队才能取得成功。 但在实践过程中, 不同的因素妨碍了团队合作。

比如, 不同部门之间常常缺乏协调。 如信息部门开发的电子病历系统,临床科室使用不畅, 功能不够人性化, 设计人员可能根本不考虑使用部门的难处或工作的需要, 而开发出一种全新的设备。 医院要成功, 首先要制订统一和具有指导性的目标, 这样可以协调所有的活动, 并保证最后的实施效果。 这就是为什么需要目标管理的原因。

目标管理通过专门设计的过程, 将医院的整体目标逐级分解, 转换为各单位、各员工的分目标。 从医院目标到经营单位目标, 再到部门目标, 最后到个人目标。

在目标分解过程中，权、责、利三者已经明确，而且相互对称。这些目标方向一致，环环相扣，相互配合，形成协调统一的目标体系。只有每个人员完成了自己的分目标，整个医院的总目标才有完成的希望。

3. 目标多而散，没有关键　一旦主要目标明确后，医院其他不同领域的目标也就易于确定了。医院发展取决于目标是否明确。只有对目标作出精心选择后，医院才能生存，发展和繁荣。

一个发展中的医院要尽可能满足不同方面的需求，这些需求和员工、管理层、职工、患者相联系。高层管理者负责制订医院主要的总体目标，然后将其转变为不同部门和活动的具体目标。举例来说，如果医院设定一年的门急诊总人次是 200 万人次，职能部门与临床科室的主任们需讨论如何完成目标，同时设立不同科室的具体目标。目标是共同制订的，而不是强加给下属的。

目标管理如果能得到充分的实施，员工甚至会采取主动，提出他们自己认为合适的目标，争取上级的批准。这样，从管理层到一线员工的每个人，都将清楚需要去实现什么目标，重视成果。目标管理以制订目标为起点，以目标完成情况的考核为终结。

工作成果是评定目标完成程度的标准，也是人事考核和奖评的依据，成为评价管理工作绩效的唯一标志。至于完成目标的具体过程、途径和方法，上级并不过多地干预。

在目标管理制度下，监督的成分很少，而控制目标实现的能力却很强。目标表示最后结果，而总目标需要由子目标来支持。这样，医院及其各层次的目标就形成了一个目标网络。

设置目标，一般要求目标的数量不宜太大（多样性），包括工作的主要特征，并尽可能地说明必须完成什么和何时完成，如有可能，也应明示所期望的质量和为实现目标的计划成本。此外，目标能促进个人和职业上的成长和发展。对员工具有挑战性，并适时地向员工反馈目标完成情况。

三、目标管理操作路径

由于各个医院活动的性质不同，目标管理的步骤可以不完全一样，但一般来说，可以分为以下七步。

第一，理解医院的整体目标是什么。

第二，制订符合 SMART 原则的目标。

第三，检验目标是否与上级目标一致。前三步，能被中层管理者理解与掌握。

第四，确认可能碰到的问题，以及完成目标所需的资源。

第五，列出实现目标所需的技能和授权。

第六，制订目标的时候，一定要和相关部门提前沟通。

第七，防止目标滞留在中层不往下分解。

在以上七个步骤中，要重点关注以下 4 个方面。

（一）建立完整目标体系

实行目标管理，首先要建立一套完整的目标体系。这项工作总是从医院的最高主管部门开始的，然后由上而下地逐级确定目标。上下级的目标之间通常是一种"目的—手段"的关系；某一级的目标，需要用一定的手段来实现，这些手段就成为下一级的次目标，按级顺推下去，直到作业层的作业目标，从而构成一种锁链式的目标体系。

制订目标的工作如同所有其他计划工作一样，非常需要事先拟定和宣传前提条件。这是一些指导方针，如果指导方针不明确，就不可能希望下级主管人员会制订出合理的目标来。此外，制订目标应当采取协商的方式，应当鼓励下级主管人员根据基本方针拟定自己的目标，然后由上级批准。

（二）明确责任任务分工

目标体系应与医院结构相吻合，从而使每个部门都有明确的目标，每个目标都有人明确负责。然而，医院结构往往不是按医院在一定时期的目标而建立的。因此，在按逻辑展开目标和按医院结构展开目标之间，时常会存在差异。

其表现是，从逻辑上看，一个重要的分目标却找不到对此负全面责任的管理部门，而医院中的有些部门却很难为其确定重要的目标。 这种情况的反复出现，可能最终导致对医院结构的调整。 从这个意义上说，目标管理有助于搞清医院组织结构。

（三）做好实施过程控制

目标既定，医院主管人员就应放手把权力交给下级成员，而自己去抓重点的综合性管理。 完成目标主要靠执行者的自我控制。 如果在明确了目标之后，作为上级主管人员还像从前那样事必躬亲，便违背了目标管理的主旨，不能获得目标管理的效果。

当然，这并不是说，上级在确定目标后就可以撒手不管了。 上级的管理应主要表现在指导、协助，提出问题、提供信息及创造良好的工作环境方面。

（四）检查评价管理循环

对各级目标的完成情况，要事先规定期限，出定期进行检查。 检查的方法可灵活地采用自检、互检和责成专门的部门进行检查。 检查的依据就是事先确定的目标。

对于最终结果，应当根据目标进行评价，并根据评价结果进行奖罚。 经过评价，使得目标管理进入下一轮循环过程。

本篇小结

从何处来，往何处去，树立目标，如何树立目标，树立什么样的目标，如何对目标进行管理，始终是医院领导者无时无刻不面临的问题。 本篇主要阐述了医院的战略目标、体系构成与目标管理的概念，对于医院的过去、当前和未来如何把握和设定，是医院的管理者、政策制订者等需要了解和掌握的，并且能够区分其不同之处，掌握其内在的逻辑关系。

第四篇

战略环境分析

——望闻问切

把握时代与环境的脉搏

呈现在我们眼前的,是一幅由种种联系和相互作用无穷无尽地交织起来的画面,其中没有任何东西是不动的和不变的,而是一切都在运动、变化、产生和消失。

——恩格斯

　　唯物辩证法用普遍联系的观点看待世界和历史,联系是事物本身所固有、不以人的主观意志为转移的。联系包括横向的与周围事物的联系,也包括纵向的与历史未来的联系。一切事物、现象和过程,及其内部各要素、部分、环节,都不是孤立存在的,它们相互作用、相互影响、相互制约。但另一方面事物又存在着相对独立性,即任何事物都同其他事物相区别而相对独立地存在。

　　当前随着中国新一轮医药卫生体制改革的力度逐渐加大,已进入纵深阶段,城乡居民医疗服务需求急剧增加,多元化的办医格局逐步形成。必将引起医疗服务市场的激烈竞争。医院如何在当下和未来的政策和市场的变化中,把握内在联系,找准适合自身发展的道路?

第一章 开篇案例:医院外部、内部环境的战略分析

愿景、使命、目标为医院发展明晰了战略方向,即从区域内二级医院跨越转型为三级综合医院,这是医院发展迎来的战略机遇期,也是医院的新挑战。在已制订的战略目标中,医院规划用 5 年时间实现战略转型,这是医院核心团队对于发展转型的强大意志和坚定决心。 5 年时间,在"创三级、建附院、强质量、树品牌"战略方针指引下,医院需围绕战略目标完成三级综合医院创评的系列工作任务。 但应该如何完成这些工作任务? 2011 年,医院领导班子通过群众走访、展开医院核心竞争力大讨论等方式进行广泛调研,并对宏观政策环境和医院行业环境进行系统分析,确立具体实施规划。

一、 医院 SWOT 分析组合

2011 年,在浦东开发开放背景下,医院内外部医疗环境正面临着巨大变化: 医院周边大量人口的导入、新医改及医保政策的出台、浦东南部地区居民医疗及服务需要的升级、周边医疗机构快速发展及新的医疗机构的加入。 在外部环境中分析医院发展机遇与挑战,在内部环境中了解了医院自身的优势、劣势,趋利避害,寻找发展机会,才能使医院弯道超车,实现跨越式发展。

(一)医院发展外部环境分析

1. 发展机会 浦东卫生事业的区域规划需要医院升级,且已写入浦东新

区卫生事业发展"十二五"规划；浦东新区政府及卫生局政策支持；有复旦大学及华山医院技术品牌支持；浦东南部地区存在巨大的医疗业务增长空间；浦东新区医疗市场及技术市场的发展尚有不平衡之处；新的有竞争力的医疗机构尚未在周围形成。

2. 外部威胁   国家新医改政策及医保政策出台；医疗业务结构主要以常见病、多发病为主；高级人才缺乏及流失；周边地区医疗机构的竞争；品牌竞争力不强，部分患者不信任；患者看病费用偏高；医疗纠纷高发。

（二）医院发展内部环境分析

1. 内部优势   医院是浦东南部规模最大的综合性二级医院，医疗业务量已经达到三级医院的要求；有较悠久的历史底蕴，有较良好的医院文化；有按照现代化医院设计的全新的医院硬件；在浦东南部及东部地区有一定的品牌效应；能提供内、外、妇、儿等较全面的临床各科医疗服务；有复旦大学及华山医院的品牌及技术优势；是以六家社区医疗中心为分院的医疗联合体；医院管理层有追求现代医院管理理念的意识；员工有较高的实现个人价值的积极性。

2. 内部劣势   医院文化和价值观尚未形成系统；医院尚未形成自己的特色优势学科，高精尖医疗项目缺乏；学科建设及科教水平低，无区及市重点学科；缺乏医院管理人才及学科带头人；医疗质量不高，服务及流程存在不合理之处；医院管理制度不完善，效率低；医院运营结构不合理，成本高；薪酬分配机制不合理，缺乏对员工的激励。

（三）医院 SWOT 分析示例

通过 SWOT 分析（图 4-1-1），了解内部环境的优势和劣势、外部环境的机会和威胁分析，为后期形成战略方案提供参考。

二、医院 SWOT 战略分析

罗列医院的优势和劣势，可能的机会与威胁。优势、劣势与机会、威胁相

优势（strengths）	劣势（weaknesses）
1. 浦东南部规模最大的综合性二级医院，医疗业务量已经达到三级医院的要求 2. 有较悠久的历史底蕴，有较良好的医院文化 3. 有按照现代化医院设计的全新的医院硬件 4. 在浦东南部及东部地区有一定的品牌效应 5. 能提供内、外、妇、儿等较全面的临床各科医疗服务 6. 有复旦大学及华山医院的品牌及技术优势 7. 是以六家社区医疗中心为分院的医疗联合体 8. 医院管理层有追求现代医院管理理念的意识 9. 员工有较高的实现个人价值的积极性	1. 医院文化和价值观尚未形成系统 2. 医院尚未形成自己的特色优势学科，高精尖医疗项目缺乏 3. 学科建设及科教水平低，无区及市重点学科 4. 缺乏医院管理人才及学科带头人 5. 医疗质量不高，服务及流程有不合理之处 6. 医院管理制度不完善，效率低 7. 医院运营结构不合理，成本高 8. 薪酬分配机制不合理，缺乏对员工的激励

浦东新区南汇中心医院
SWOT
组合分析

| 1. 浦东卫生事业的区域规划需要医院升级，且已写入浦东新区卫生事业发展"十二五"规划
2. 浦东新区政府及卫生局政策支持
3. 有复旦大学及华山医院技术品牌支持
4. 浦东南部地区存在巨大的医疗业务增长空间
5. 浦东新区医疗市场及技术市场的发展尚有不平衡之处
6. 新的有竞争力的医疗机构尚未在周围形成 | 1. 国家新医改政策及医保政策出台
2. 医疗业务结构主要以常见病、多发病为主
3. 高级人才缺乏及流失
4. 周边地区医疗机构的竞争
5. 品牌竞争力不强，部分病人不信任
6. 病人看病费用偏高
7. 医疗纠纷高发 |
| 机会（opportunities） | 威胁（threats） |

图 4‐1‐1　医院 SWOT 分析示例

组合，形成 SO、ST、WO、WT 4 种战略策略。

（一）战略策略组合分析

1. 依靠内部优势，利用外部机会　SO 战略："十二五"期间创建三级医院，实现医院跨越式发展；建立浦东南部地区的特色医疗中心和教学基地；打造医院优势学科，运用差异化战略实施名院、名科、名医战略，提高医院核心竞争力；注重品牌竞争战略，提高医院知名度及影响力，辐射浦东及上海，延伸医疗半径；开展医疗联合体战略，加强与复旦大学、华山医院合作，实行品牌、专家、技术共享；开展本土战略，建立并完善与 6 家分院更紧密联系的体系。

2. 利用外部机会，弥补内部劣势　WO 战略：进一步提升并完善医院文化，塑造正确的价值观系统，统一职工的思想及行为规范，增强职工凝聚力，出台医院文化手册，实现医院文化战略；快速打造医院高精尖项目，导入医疗中心概念；重建医院重点学科，重点扶持市级重点学科发展；做好职工的职业生涯规划；完善绩效考核机制，设计合理的职工激励机制；完善医院管理系统，导入医院管理的六个标杆；完善医院质控体系，加强质控 PDCA 循环及持续改进。

3. 利用内部优势，规避外部威胁　ST 战略：转变医院运营模式，严格控制病人就医费用，坚持医院公益性；做好外部公关，获得政府更多的政策及资金支持；建立医院培训系统，构建医院人才梯队，引进优秀学科带头人，导入医院的"人才战略"；规划好医院系统性宣传工作，通过网络、义诊等方式加强医院营销战略；提高门急诊医疗服务质量，做好门、急诊营销活动；建立信息网络平台。

4. 减少内部劣势，规避外部威胁　WT 战略：导入服务理念，流程再造和服务控制，导入星级护理概念，创造新的服务氛围和质量；加强信息化、数字化建设，导入信息化战略；深入精细化管理，降低成本，强化绩效管理、物流管理，增加医院持续发展后劲和提高竞争力；引进先进的技术和诊疗设备，降低药占比，提高收益；建立各科协作体系，建立医院的"大小循环战略"；节能减排，创建绿色医院，实施低成本战略。

（二）医院 SWOT 战略组合分析示例

SO 策略：依靠内部优势，利用外部机会；WO 策略：利用外部机会，弥补内部劣势；ST 策略：利用内部优势，规避外部威胁；WT 策略：减少内部劣势，规避外部威胁（图 4-1-2）。

三、QSPM 战略矩阵分析

通过 SWOT 矩阵，制订医院发展的备选战略，采用定量战略计划矩阵（QSPM）对备选战略的优劣进行量化评估，最后确立医院的战略目标体系及发展战略。

SO战略	WO战略
1. "十二五"期间创建三级医院，实现医院跨越式发展 2. 建立浦东南部地区的特色医疗中心和教学基地 3. 打造医院优势学科，运用差异化战略实施名院、名科、名医战略，提高医院核心竞争力 4. 注重品牌竞争战略，提高医院知名度及影响力，辐射浦东及上海，延伸医疗半径 5. 开展医疗联合体战略，加强与复旦大学、华山医院合作，实行品牌、专家、技术共享 6. 开展本土战略，建立并完善与6家分院更紧密联系的体系	1. 进一步提升并完善医院文化，塑造正确的价值观系统，统一职工的思想及行为规范，增强职工凝聚力，出台医院文化手册，实现医院文化战略 2. 快速打造医院高精尖项目，导入医疗中心概念 3. 重建医院重点学科，重点扶持市级重点学科发展 4. 做好职工的职业生涯规划 5. 完善绩效考核机制，设计合理的职工激励机制 6. 完善医院管理系统，导入医院管理的六个标杆 7. 完善医院质控体系，加强质控PDCA循环及持续改进
ST战略	WT战略
1. 转变医院运营模式，严格控制病人就医费用，坚持医院公益性 2. 做好外部公关，获得政府更多的政策及资金支持 3. 建立医院培训系统，构建医院人才梯队，引进优秀学科带头人，导入医院的人才战略 4. 规划好医院系统性宣传工作，通过网络、义诊等方式加强医院营销战略 5. 提高门急诊医疗服务质量，做好门、急诊营销活动 6. 建立信息网络平台	1. 导入服务理念，流程再造和服务控制，导入星级护理概念，创造新的服务氛围和质量 2. 加强信息化、数字化建设，导入"信息化战略" 3. 深入精细化管理，降低成本，强化绩效管理、物流管理，增加医院持续发展后劲和提高竞争力。 4. 引进先进的技术和诊疗设备，降低药占比，提高收益 5. 建立各科协作体系，建立医院的"大小循环战略" 6. 节能减排，创建绿色医院，实施低成本战略

图 4-1-2　SWOT 战略组合分析

（一）内、外部分析关键因素确定

列出在内、外部分析过程中确认的关键因素，外部因素包括医院和其所在行业面临的重要机会与威胁。内部因素包括医院优势和弱点两方面。赋予每个因素以权重，其数值从 0.0（不重要）到 1.0（最重要），确定权重的依据是各因素在行业中影响成败的相对大小。权重越高，该因素越重要。确定恰当权重的方法包括对成功的竞争者和不成功的竞争者进行比较，以及通过集体讨论而达成共识，每个矩阵中所有因素的权重总和应等于1。按照医院的现状为各关键因素进行评分，评分反映医院发展战略的有效性，所有的评分以分值大为好。用每个因素的权重乘以它的评分可得到加权分数，其大小反映出医院战略发展切入点和发展方向。

（二）外部因素评价矩阵

建立和分析浦东医院的外部因素评价矩阵，通过对浦东医院的外部因素分析研究，并结合现阶段发展情况，选择 15 项对浦东医院较为重要的外部环境因素（表 4 - 1 - 1）。根据各因素的相对重要性赋予相应的权重。按照浦东医院目前对各关键因素的有效反应程度进行评分，范围为 1～4 分，4 分代表反应很好，3 分代表反应超过平均水平，2 分代表反应为平均水平，而 1 分代表很差，制出浦东医院 EFE 矩阵。一个医院最高分为 4.0 分，最低为 1.0 分，平均为 2.5 分。浦东医院总分为 2.95 分，略高于平均水平，说明医院对现有机会与威胁的反应比较出色，要继续加强对外部环境因素变化的关注，提高反应能力，谋求发展。

表 4 - 1 - 1　浦东医院 EFE 矩阵战略分析

序号	关键外部因素	权重	评分	加权分数
机会				
1	浦东卫生事业区域规划需要浦东医院创建三级医院	0.08	4	0.32
2	浦东新区政府和区卫生局政策支持	0.05	4	0.20
3	复旦大学及华山医院的技术、品牌支持	0.05	4	0.20
4	浦东南部地区存在巨大医疗业务增长空间	0.08	3	0.24
5	浦东新区医疗市场及技术市场的发展尚不平衡	0.05	2	0.1
6	新的有竞争力的医疗机构尚未在周围形成	0.05	2	0.1
7	迪士尼、自贸区等一系列周边可利用优势	0.1	4	0.4
威胁				
1	国家新医改政策及医保政策出台，竞争加剧，盈利困难	0.08	2	0.16
2	医疗业务结构主要以常见病、多发病为主	0.05	1	0.05
3	人才争夺，高级人才缺乏及流失风险加大	0.08	4	0.32
4	周边地区医疗机构的竞争	0.08	2	0.16
5	品牌竞争力不强，部分病人不信任	0.05	1	0.05
6	病人看病费用偏高	0.05	1	0.05
7	医疗纠纷高发	0.05	4	0.2
8	新技术投入大、风险大，且易被竞争对手模仿，市场份额下降	0.1	4	0.4
总计				2.95

（三）内部因素评价矩阵

建立和分析浦东医院内部因素评价矩阵（表4-1-2），通过对浦东医院的内部因素分析研究，并结合现阶段发展情况，选择对浦东医院较为重要的16项内部因素，根据各因素的相对重要性赋予相应的权重；按照浦东医院目前对各关键因素的有效反应程度进行评分，范围为1～4分，4分代表重要优势，3分代表次要优势，2分代表次要弱点，而1分代表重要弱点。制出浦东医院的IFE矩阵，一个医院最高分为4.0分，最低为1.0分，平均为2.5分。浦东医院总分为3.07分，略高于平均水平，说明浦东医院目前总体内部状况优势略高于平均水平，离强势水平尚有较大差距，大有潜力可挖。

表4-1-2 浦东医院 IFE 矩阵战略分析

序号	关键内部因素	权重	评分	加权分数
优势				
1	浦东南部规模最大的综合性二级医院，医疗业务量已经达到三级医院的要求	0.08	4	0.32
2	有较悠久的历史底蕴，有较良好的医院文化	0.05	2	0.1
3	有按照现代化医院设计的全新的医院硬件	0.08	4	0.32
4	在浦东南部及东部地区有一定的品牌效应	0.05	2	0.1
5	能提供临床内、外、妇、儿等较全面的临床各科医疗服务	0.05	3	0.15
6	有复旦大学及华山医院的品牌及技术优势	0.1	3	0.3
7	是以11家社区医疗中心为分院的医疗联合体	0.05	2	0.1
8	医院管理层有追求现代化院管理理念的意识	0.05	2	0.1
9	员工有较高的实现个人价值的积极性	0.05	2	0.1
劣势				
1	医院文化和价值观尚未形成系统	0.05	2	0.1
2	医院尚未形成自己的特色优势学科，高精尖的医疗项目缺乏	0.08	4	0.32
3	学科建设及科教水平低	0.08	4	0.32
4	缺乏医院管理人才及学科带头人	0.05	3	0.15
5	医疗质量不高，服务及流程有不合理之处	0.05	4	0.2
6	医院管理制度不完善，效率低	0.08	3	0.24
7	薪酬分配机制不合理，缺乏对员工的激励	0.05	3	0.15
合计				3.07

（四）医院战略规划备选方案

建立浦东医院 QSPM 矩阵（表 4 - 1 - 3），根据得到的战略备选方案、外部机会与威胁的关键因素权重结果、内部的优势与劣势的关键因素权重结果制作 QSPM 矩阵，再按照各因素对每个战略的吸引力按 1～4 分打分。收集反馈数据统计计算并四舍五入，得出每一因素的评分及加权分数，进而得到定量计划矩阵。从 QSPM 矩阵分析可以看出，各战略方案的优劣的排序为：名医名院战略（8.53），质量服务战略（8.48），医院品牌战略（7.94），科教人才战略（6.77），医院管理战略（6.52），医院文化战略（6.35），医疗联合体战略（5.62），信息数字化战略（4.34）。

表4-1-3　浦东医院 QSPM 矩阵

关键因素	权重	名医名院战略		医院管理战略		质量服务战略		医院品牌战略		医院文化战略		科教人才战略		信息数字化战略		医疗联合体战略	
		评分	加权分数	评分	加权分数	评分	加权分数	评分	加权分数	评分	加权分数	评分	加权分数	评分	加权分数	评分	加权分数
机会																	
1. 浦东卫生事业区域规划需要浦东医院创建三级医院	0.08	3	0.24	2	0.16	5	0.4	4	0.32	3	0.24	5	0.4	4	0.32	4	0.32
2. 浦东新区政府和区卫生局政策支持	0.05	5	0.25	2	0.1	4	0.2	5	0.25	4	0.2	5	0.25	4	0.2	3	0.15
3. 复旦大学及华山医院的技术、品牌支持	0.05	5	0.25	3	0.15	4	0.2	5	0.25	3	0.15	5	0.25	2	0.1	3	0.15
4. 浦东南部地区蕴藏巨大医疗业务增长空间	0.08	5	0.4	3	0.24	4	0.32	4	0.32	4	0.32	2	0.16	1	0.08	5	0.4
5. 浦东新区医疗市场及技术市场的发展尚不平衡	0.05	4	0.2	2	0.1	5	0.25	5	0.25	3	0.15	2	0.1	2	0.1	3	0.15
6. 新的有竞争力的医疗机构尚未在周围形成	0.05	3	0.15	3	0.15	5	0.25	5	0.25	3	0.15	4	0.2	2	0.1	3	0.15
7. 迪士尼、自贸区等一系列周边可利用优势	0.1	5	0.5	3	0.3	5	0.5	5	0.5	3	0.3	2	0.2	2	0.2	2	0.2
威胁																	
1. 国家新医改政策及医保政策出台，竞争加剧，盈利困难	0.08	4	0.32	4	0.32	5	0.4	5	0.4	3	0.24	4	0.32	3	0.24	4	0.32
2. 医疗业务结构主要以常见病、多发病为主	0.05	4	0.2	3	0.15	4	0.2	3	0.15	3	0.15	3	0.15	2	0.1	2	0.1

关键因素	权重	名医名院战略		医院管理战略		质量服务战略		医院品牌战略		医院文化战略		科教人才战略		信息数字化战略		医疗联合体战略	
		评分	加权分数	评分	加权分数	评分	加权分数	评分	加权分数	评分	加权分数	评分	加权分数	评分	加权分数	评分	加权分数
3. 人才争夺加剧，高级人才缺乏及流失风险加大	0.08	5	0.4	3	0.24	3	0.24	4	0.32	4	0.32	2	0.16	1	0.08	1	0.08
4. 周边地区医疗机构的竞争	0.08	4	0.32	4	0.32	5	0.4	5	0.4	3	0.24	4	0.32	2	0.16	2	0.16
5. 品牌竞争力不强，部分病人不信任	0.05	5	0.25	2	0.1	5	0.25	5	0.25	3	0.15	4	0.2	1	0.05	3	0.15
6. 病人看病费用偏高	0.05	3	0.15	4	0.2	4	0.2	4	0.2	3	0.15	2	0.2	1	0.05	3	0.15
7. 医疗纠纷高发	0.05	5	0.25	3	0.15	5	0.25	3	0.15	3	0.15	2	0.1	1	0.05	2	0.1
8. 新技术投入大、风险大，且易被竞争对手模仿，市场份额下降	0.1	5	0.5	3	0.3	5	0.5	4	0.4	3	0.3	3	0.3	2	0.2	2	0.2
小计	1.0		4.38		2.98		4.56		4.41		3.21		3.31		1.9		2.73
优势																	
1. 浦东南部规模最大的综合性二级医院，医疗业务量已经达到三级医院的要求	0.08	5	0.4	3	0.24	4	0.32	4	0.32	2	0.16	3	0.24	2	0.16	4	0.32
2. 有较悠久的历史底蕴，有较良好的医院文化	0.05	4	0.2	3	0.15	3	0.15	5	0.25	5	0.25	3	0.15	2	0.1	4	0.2
3. 有按照现代化医院设计的全新的医院硬件	0.08	4	0.32	3	0.24	4	0.32	3	0.24	3	0.24	2	0.16	5	0.4	3	0.24
4. 在浦东南部及东部地区有一定的品牌效应	0.05	5	0.25	3	0.15	4	0.2	5	0.25	4	0.2	3	0.15	2	0.1	4	0.2
5. 能提供临床内、外、妇、儿等较全面的各科医疗服务	0.05	5	0.25	3	0.15	5	0.25	3	0.15	2	0.1	4	0.2	3	0.15	3	0.15

续　表

关键因素	权重	名医名院战略		医院管理战略		质量服务战略		医院品牌战略		医院文化战略		科教人才战略		信息数字化战略		医疗联合体战略	
		评分	加权分数	评分	加权分数	评分	加权分数	评分	加权分数	评分	加权分数	评分	加权分数	评分	加权分数	评分	加权分数
6. 有复旦大学及华山医院的品牌及技术优势	0.1	5	0.5	4	0.4	4	0.4	4	0.4	3	0.3	5	0.5	2	0.2	3	0.3
7. 是有11家社区医疗中心为分院的医疗联合体	0.05	4	0.2	4	0.2	4	0.2	3	0.15	3	0.15	3	0.15	4	0.2	5	0.25
8. 医院管理层有追求现代化院管理理念的意识	0.05	4	0.2	5	0.25	3	0.15	4	0.2	4	0.2	3	0.15	2	0.1	2	0.1
9. 员工有较高的实现个人价值的积极性	0.05	3	0.15	4	0.2	4	0.2	3	0.15	5	0.25	3	0.15	2	0.1	2	0.1
劣势																	
1. 医院文化和价值观尚未形成系统	0.05	3	0.15	3	0.15	4	0.2	3	0.15	5	0.25	3	0.15	2	0.1	2	0.1
2. 医院尚未形成自己的特色优势学科，高精尖医疗项目缺乏	0.08	4	0.32	3	0.24	4	0.32	3	0.24	3	0.24	4	0.32	2	0.16	1	0.08
3. 学科建设及科教水平低	0.08	4	0.32	4	0.32	3	0.24	4	0.32	3	0.24	5	0.4	2	0.16	2	0.16
4. 缺乏医院管理人才及学科带头人	0.05	5	0.25	3	0.15	4	0.2	5	0.25	3	0.15	5	0.25	3	0.15	2	0.1
5. 医疗质量不高，服务及流程存在不合理之处	0.05	5	0.25	4	0.2	5	0.25	3	0.15	3	0.15	2	0.1	2	0.1	3	0.15
6. 医院管理制度不完善，效率低	0.08	3	0.24	5	0.4	4	0.32	2	0.16	2	0.16	3	0.24	2	0.16	3	0.24
7. 薪酬分配机制不合理，缺乏对员工的激励	0.05	3	0.15	2	0.1	4	0.2	3	0.15	2	0.1	3	0.15	2	0.1	2	0.1
小计			4.15		3.54		3.92		3.53		3.14		3.46		2.44		2.89
总计	1.0		8.53		6.52		8.48		7.94		6.35		6.77		4.34		5.62

第二章　战略分析

一、战略分析的概念和内涵

（一）战略分析的概念

战略分析包括确定医院的使命和目标，通过资料的收集和整理来分析医院的内外环境，包括环境诊断和环境分析两个部分。分析跟综合相对，指把一件事物、一种现象、一个概念分成各个部分，找出这些部分的本质属性和彼此之间的关系。分析是人的主观意识活动，是将研究对象的整体分为各个部分，并分别加以考察的认识活动。分析的意义在于通过认识事物或现象的区别与联系，细致地寻找能够解决问题的主线，并以此解决问题。战略分析了解医院所处的环境变化，这些变化带来的是机会，还是威胁。

医院的战略决策者，一方面，需要有足够的乐观精神以支撑希望，坚定信心；另一方面，也需要审慎的心态以激发对风险的关注与规避。在乐观与审慎之间达成平衡的办法是：决策者在感知机会时心态要积极，评估机会时头脑要冷静，执行决策时意志要坚决。

生存无忧的医院总是希望明天永远美好，但只有童话故事才会有这样的结局。环境分析像天气预报，如果以主观愿望代替理性分析，常常无法预知未来的重大风险，不仅会使自己成为众矢之的，更可能带来巨大的灾难。如今，环境分析不再是一个一劳永逸的任务，而是决策者每日必修的功课。

（二）战略分析的内涵

战略分析是组织的主观意识活动，对研究的事物进行考察认识，从而为组织的决策提供更有利的选择。将医院应该做什么与能够做什么分开考虑，有助于更清晰地把握医院的战略。医院应该做什么，主要取决于所处的环境特征及其发展趋势，包括患者的需求、学科发展的内在需要及存在的医疗风险等；而医院能够做什么，则取决于医疗技术成功的关键要素与医院拥有的资源能力之间的一致性。

战略分析是认识自身和把握发展的第一道工序。当前新医改已接近攻坚阶段，公立医院法人治理机制改革、财政补偿机制及绩效改革已经进入了倒计时。公立医院所面临的外部环境存在不确定性。为了生存发展、顺应改革，公立医院必须对制度环境、医疗卫生服务市场环境中各类预期及不确定性有透彻分析与应对策略。

通过战略分析可以了解医院的地位、资源和战略能力；了解利益相关者的利益期望及在战略制订、评价和实施过程中，这些利益相关者的反应和这些反应对医院行为的影响和制约。

二、战略分析环境影响

医院作为社会组织中的一个成员，受到各种各样的环境因素影响，既有宏观环境因素，也有行业环境因素。宏观环境因素有政治、经济、人口、文化、科技等；行业环境则是行业内政策、竞争对手等。

战略环境分析可以采用两种顺序：从里向外或从外向里。通常人们采用的顺序是从外向里，即从宏观环境分析开始，到产业环境分析，再到竞争对手分析。这种分析路径，相对能更清晰地描绘出宏观环境力量作用于产业，进而作用于医院的路径或机制。

宏观环境分析不能仅仅罗列事实，必须站在特定医院的角度，找到影响医院的关键宏观环境因素。要分析推断这些关键环境要素未来的变化趋势——通常哪些变化的因素更可能给医院带来机遇或者威胁，而常规不变的环境因素带来的影响则比较小。 在推断这些因素未来趋势的基础上，识别这些环境变量影响医院的机制或途径。 只有清晰地识别环境因素影响医院的途径或机制，才能对环境变化而对医院产生的机会或威胁，作出更准确地判断，为如何把握和利用机会、规避威胁提供有效的方法。

环境影响医院主要通过两个途径： 一是影响需求，二是影响供给。 对需求的影响，主要体现在对需求数量和需求结构的影响上，但对供给的影响则复杂得多，不仅影响供给的数量和结构，而且会影响其他很多因素，比如影响到供给方的成本。 例如，在宏观环境中，医院的市场准入政策的变化可能降低行业进入壁垒，导致新的进入者进入。 新进入者引进新的产品或新的功能，也会导致需求的结构或数量发生变化。

三、 战略分析新趋势

（一）医疗市场环境的形成趋势

随着社会主义市场经济体制的建立和市场体系的发展，医院成为独立运营的经济主体，医疗行业的体制改革造就了医院的竞争环境。 在传统的计划经济体制下，作为纯社会福利事业的医院乃至整个医疗行业，在政府计划和统收统支的体制所笼罩，本身不具有掌握自身发展的基本条件和能力。 但随着医院逐步被推向市场进行竞争，并需要依靠医院自身的盈利能力维持医院的运营和谋求发展。 因此，面对已经和即将到来的新环境，医院必须为自身的长远发展制订战略，培育自身的核心竞争力，赢得或保持竞争中的不败地位。

（二）医院管理的变革趋势

公立医院的管理方式主要经历了作业管理、经营管理及正逐渐过渡到战略管理的发展历程。

作业管理阶段，医院的财政、人事、内部各项管理受到了政府与上级主管部门的全面干预，医院主要是为满足群众的基本医疗服务需求。 医院管理人员无需制订长远发展规划与战略目标。

经营管理阶段，随着医疗卫生体制改革的逐步深化，公立医院从政府或上级主管部门获得了一定的自主权，各类公立医院也得到空前的发展，引起医疗服务市场的激烈竞争。 随着中国新一轮医药卫生体制改革的力度逐渐加深，城镇基本医疗保障及新型农村合作医疗覆盖面的扩大，城乡居民医疗服务需求急剧增加，从而促使公立医院加强服务有效供给。 各类性质的非营利医院和营利性医院将逐渐成为医疗服务市场的有力补充，多元化的办医格局必将逐步形成。

公立医院管理必须引入适合医疗卫生行业特点的战略管理理论。 公立医院所面临的外部环境存在大量的不确定性，新医改已近攻坚阶段，公立医院法人治理机制改革、财政补偿机制以及绩效改革已经进入了快车道。 当前公立医院对自身发展的优势与劣势、机遇与威胁认识不足。 医院经营只注重医疗服务的产生过程，只关注自我服评价，存在病人满意度差、内部管理体制僵化等问题。 为了生存发展、顺应改革，公立医院必须对制度环境、医疗卫生服务市场环境中各类预期及不确定性有透彻分析与应对策略。 公立医院及其管理团队必须建立完整的战略管理理论来应对新一轮医疗体制改革的发展。

（三）医院内部环境变革趋势

如果说宏观政策环境的变化促使医院参与竞争，内部环境如疾病谱、医疗消费需求、医疗资源、医药科技进步等方面的变化则使得医院必须从战略的高度考虑发展问题。

1. **疾病谱决定患者市场状况**　在经济发展、人民生活水平和城市化水平提高的条件下，由贫困、饥饿引起的疾病发病率会呈下降趋势或消失，因富营养化引起的疾病会上升；工作方式向脑力为主转变，将增多由于缺乏运动带来的疾病；城市化和工业污染会导致新的疾病出现；现代生物技术的进步既可能发现也可能带来新的致病因素，改变疾病谱。

2. **医疗消费习惯和就医模式的变化**　会使得医院面对有差异性的消费群体，私人付费医疗消费与公费医疗消费存在显著差异，医疗保险体制下的医疗消费模式与公费医疗也有差异；城乡居民之间、上班族和退休职工之间、高收入者和低收入者之间，甚至不同病种之间，都存在消费习惯和就医模式的差异。

3. **医药科技进步的变化**　作为高知识含量的行业，医疗服务受科学技术进步的影响很深刻。 密切关注现代分子生物、医学乃至信息技术的进步，是医院的可持续发展不能回避的问题。 医药科技进步既影响医疗服务提供者，也影响医疗消费者。 新诊断治疗手段的出现，总会与既有诊疗手段之间形成竞争。生物、医学及药学创新很可能从根本上改变医疗消费者的选择，改变医院之间的相对竞争地位。

此外，医学模式转换、中医药现代化等都将对医院战略的制订产生重要影响。 走向市场化的中国医院，必然面临竞争性的医疗市场，具备独立生存发展能力的医疗机构迫切需要考虑总体和长期的发展问题，这既提供了医院战略管理的可能性和条件，也是医院战略管理的必要性和历史机遇。

四、 战略分析常见问题

（一）先有目标，还是先有规划

公立医院受到政策条件影响，有时候医院的发展会建立在区域规划的基础之上，而对医院的战略管理而言，区域规划只是外部机会。 因此，在战略分析时，首先是确定战略目标，然后是制订战略规划，最后对制订好的战略规划文本进行评估、审批、修改。

战略分析首先要确定医院的战略目标。 确定战略目标的第一步是对医院的现状进行分析，最常见的是进行 SWOT 分析，即分析医院的优势、劣势、竞争对手是谁，以及竞争对手的优势或劣势、机会在什么地方、市场状况等。

（二）战略分析是让领导满意吗

医院战略管理需要有远见卓识的领导者来发起，领导者需要确定与员工共同的愿景使命，有了共同的愿景，才能确定未来的发展目标。 这样，基于分析的结果给出一个判断，主要是考虑在这样的分析结果下，在未来的三年、五年，如果医院不进行变革，那么医院的领导者是否满意？ 是否符合医院愿景目标？ 如果满意的话，就保持医院现有战略，不做变革；如果不满意，就要考虑在目前分析结果下，医院可以对内部做哪些变革，再分析一下医院可以对外部做哪些变革，将内部和外部变革所导致的结果与不变革的结果进行比较，寻找变化和差别，评估这些变化和差别是不是能使医院的领导者满意。再来决定是不是要变革，怎么变革，并确定变革的目标。当医院决定变革，而且考虑好怎样变革后，就把这些变革的决定写成正式的文件，形成战略规划。战略规划最终是为战略目标而设，战略目标又是愿景的具体化。

（三）医院战略分析目的是增加业务总收入吗

从医院自身发展的实际来看，公立医院参照医疗服务收入、医疗事故发生率及赔偿额度、科研水平、新技术开展、社会认知度、医院声誉、医院的品牌效应等指标评价医院战略管理效果。医疗服务收入也仍然是很多公立医院管理人员所关注的，但战略目标更关注医院长期发展，战略目标如果未能取得所预期的效果，则应从医院管理内部采取措施加以修正改进，以保证医院战略目标的实现。公立医院须顺应新医改思路，以"以人为本""以患者为中心"为公立医院改革的主要目标。公立医院必须以此为核心构建合理的人力资源结构、完善医院内部规范管理制度、提高医院文化内涵及品牌意识等战略管理策略以获得可持续发展的动力。

▍第三章　外部内部环境分析方法

一、　宏观环境分析方法

　　影响医院的宏观环境由哪些要素组成？　这些要素如何影响医院的战略管理过程？　医院应如何对待这些环境因素？　对于环境的影响因素，国外曾有调查表明，被行业认为最重要的战略要素依次为：　政府行政干预与控制、源自医院间竞争、经济形势的稳定性等。　PEST 分析法和 SWOT 分析法为医院了解外部、认识自身提供了分析工具，有助于外部环境和内部环境的各种因素相互综合分析，评估医院的优势、劣势及外部环境的机会和威胁，同时顺应外部形势的发展。

（一）PEST 分析法

　　PEST 分析法是分析外部环境的一种常用方法，即从政治（politics）、经济（economy）、社会（society）和技术（technology）4 方面分析行业所处的外部环境。

　　P 即 politics，政治环境，是指影响和制约医院发展的各种政治要素及其运行所形成的环境系统，主要包括政治制度、政治体制、政治结构、方针政策和政治形势等方面。　公立医院是中国医疗服务体系的主体，是由国家、集体和个人共同投资、共同受益的公益事业，不以营利为目的。　要扭转过于强调医院创收的倾向，让公立医院成为群众医治大病、重病和难病的基本医疗服务平台，解决基本医疗、缓解人民群众看病就医困难。

　　E 即 economic，经济环境，是指一个国家的经济制度、经济结构、产业布局、资源状况、经济发展水平及未来的经济走势等。　医院是处于宏观大环境中的微观个体，经济环境影响和决定其自身战略的制订，卫生经济学的变化会导致医院的运营方向与策略变化。 从医院的外部经济环境来看，其关键要素包括国民经济发展的趋势、卫生总费用、医疗机构的诊疗人次、医疗市场规模等，同时也包括卫生资源的区域间配置、医疗机构的数量等。

S 即 society，社会环境，指医院所在社会中成员的民族特征、文化传统、价值观念、宗教信仰、教育水平及风俗习惯等因素。 构成社会环境的要素包括人口规模、年龄结构、种族结构、收入分布、消费结构和水平、人口流动性等。其中医院所在区域的人口规模直接影响着医院的业务量。 人口老龄化、慢性病人口上升等都是影响医院的社会环境因素。

T 即 technology，技术环境。 技术要素不仅仅包括那些引起革命性变化的发明，还包括与医疗服务有关的新技术、新工艺、新材料的出现和发展趋势以及应用前景。 技术领先的医院、大学附属医院等非营利性医院，也比没有采用先进技术的同类医院具有更强的竞争力。

（二）外部分析常见指标

在外部环境分析中，通常用区域内人口数、人均收入、人均 GDP、老龄化程度、慢性病的状况反映外部环境对医疗保健的需求；用区域内医疗机构数、所有医院注册床位的市场构成比之平方根和、每千人口医务人员数、每千人口床位数反映区域内医疗服务的竞争强度；用医院的财政收入、医疗费用总量控制水平、社会医疗保险对医院的补偿与医院社会医疗保险病人的医疗支出的比例反映政府对医疗服务的支持与费用控制力度、无收入的医疗服务费用与医院收入的比例、其他政治和政策因素。

以上种种均为外部环境分析的常用指标。

二、 内部环境分析方法

（一）SWOT 分析法

SWOT 分析框架：S（strength）代表组织的长处或优势，W（weaknesses）代表组织的弱点或劣势，O（opprtunities）代表外部环境中存在的机会，T （threats）为外部环境所构成的威胁。

就医院而言，SWOT 分析法是将医院外部环境和内部环境的各种因素相互综合分析，评估医院的优势、劣势及外部环境的机会和威胁的一种方法。 通过科学、客观的医院内外环境分析，调查和分析医院的优势和劣势、外部的机会和威胁等，根据轻重缓急或影响程度等排序方式，填入 SWOT 矩阵中对应的位置，构成 SWOT 矩阵（图 4-3-1）。

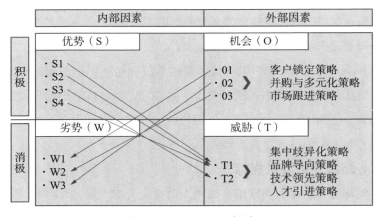

图 4-3-1　SWOT 矩阵

SWOT 矩阵构造后，将排列与考虑的各种因素互相匹配并加以组合，得出一系列医院未来发展可以选择的战略路径（图 4-3-2）： SO 战略（将内部优势与外部机会相组合）、WO 战略（内部劣势与外部机会相组合）、ST 战略（内部优势与外部威胁相组合）及 WT 战略（内部劣势与外部威胁相组合）。

SWOT矩阵图	优势—S 列出优势	劣势—W 列出劣势
机会—O 列出机会	SO战略 发展型战略	WO战略 转型战略
威胁—T 列出威胁	ST战略 多样化战略	WT战略 防御战略

图 4-3-2　战略路径矩阵

在战略路径的矩阵建立后，医院应进行判断与选择，并确定采取的战略组合。

（二）内部能力分析常见指标

在内部环境评价中，通常考虑医院的性质、医院分类与级别、领导的价值观、组织结构、人员状况、数量与结构、设施与设备状况、医院床位数、固定资产、仪器设备资产、高新仪器设备的装备情况、服务对象、危重病种比重、病种指数、门诊医保病人比例、医保病人床日数占总床日数的比例、病人的年龄结构、信息沟通能力及文化软实力建设等。

（三）医院内部的核心竞争力

战略竞争是高效率的资源配置和具有前瞻性行动的抗衡。一个医院若要获得持久成功，须将核心业务流程转变为一种他人无法模仿的战略能力，使其在患者心中形成独树一帜的形象。医院获得这些能力，需要对其基础设施进行投资，以将传统的医疗业务及其功能联系起来，发挥更大的作用。所以，对拥有的资源、能力进行评估，并根据战略的需要开发和建设核心资源与能力，对医院而言，具有更为重要的意义。

医院技术能力是整合医院资源，使价值不断增加的技能。医院的竞争优势源于医院的核心竞争力，核心竞争力又源于医院技术能力，而医院技术能力源于医院资源。核心能力也称独特能力、核心竞争力，是一个医院能够比其他医院做得特别出色，使医院长期、持续地拥有某种竞争优势的能力。如果把医院比喻成一棵大树，树干和大树枝是核心产品，小树枝是医院的不同业务单位，树叶、花和果实是最终产品，而为这棵大树提供营养和保持稳定的根系就是核心能力，是独特、难于模仿、不可替代的能力。到底什么是核心能力？在技术方面，核心能力主要是对多种技术和功能进行调整和整合。

医院的核心能力有 4 个主要特征：可为患者创造可感知的价值；具有难以模仿性；是医院的各战略业务单位可以共享的；具有独特、不可替代性。

医院在明确了解自身核心能力之后，有助于更全面地认知自身，实现可持续运营。

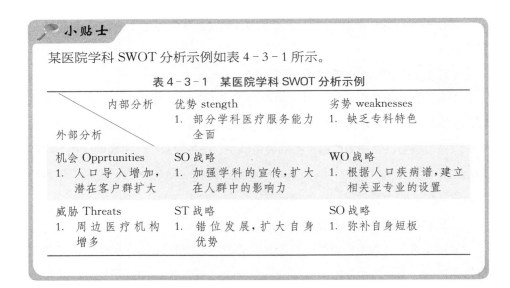

某医院学科 SWOT 分析示例如表 4 - 3 - 1 所示。

表 4 - 3 - 1　某医院学科 SWOT 分析示例

内部分析 外部分析	优势 stength 1. 部分学科医疗服务能力全面	劣势 weaknesses 1. 缺乏专科特色
机会 Opprtunities 1. 人口导入增加,潜在客户群扩大	SO 战略 1. 加强学科的宣传,扩大在人群中的影响力	WO 战略 1. 根据人口疾病谱,建立相关亚专业的设置
威胁 Threats 1. 周边医疗机构增多	ST 战略 1. 错位发展,扩大自身优势	SO 战略 1. 弥补自身短板

三、 医院环境分析五步法

　　医院环境分析可以从五个方面来进行: 客观环境因素、服务对象需求、竞争环境因素、自身素质能力和领导管理艺术水平。 掌握好这五个方面,就能够比较全面地分析好医院环境和医院定位。

(一)客观环境因素的分析

　　医院战略制订过程所考虑的客观环境因素,包括社会、文化、人口、环境、经济、政治、法律、政府和技术发展趋势等。 医院应成立专门的部门来收集各种类型的信息。 这种做法可以提供连续、及时的战略管理信息,并可以使更多的员工参与到医院战略制订的客观环境因素分析之中。

　　医院收集到的充分客观环境信息,应该得到及时整理与评价。 医院管理层需要与医院相关人员讨论分析,医院发展面临的机会和挑战,分析发展过程中遇到的关键影响因素,找到最为关键和最需要解决的因素,及时调整医院战略。

　　当前,公立医院已经在医疗质量、服务水平、医疗设施、公益性及技术水平等方面与各类其他性质的医院展开竞争。 在日趋激烈的医疗服务市场竞争中有相当部分公立医院的高层管理者无明确的战略目标与规划，医院发展急功近利，对当前复杂的制度环境、医疗卫生服务需求等重大的战略问题缺乏长远思考和战略管理。 因此，正确的战略管理是公立医院顺应新医改、迎接挑战与竞争的核心课题。

（二）服务对象需求分析

医疗服务对象的需求，是制订医院战略的重要参考因素。 对人群进行定期的需求分析，包括医院所在地区、周边地区居民，同时要根据时代发展作出相应调整。 随着现代交通技术的发展，医疗服务半径必然伴随着现代科技发展而不断扩大。

医院医疗服务可以通过以下步骤实施： 明确医院医疗服务的就医者；医疗保健市场调研。

明确医院医疗服务的就医者，医院医疗服务根据历年门急诊就诊量、住院病人数量和相关信息确定相对属于本医院医疗服务的就医者。 对就医者明确分类后有利于对各类就医者提供多层次医疗服务，提高关键就医者满意程度。

一般可以将医院医疗服务外部就医者外为 4 类： 关键就医者、普通就医者、竞争对手的就医者和潜在就医者。

1. **关键就医者** 包括危重病人、发病率较高或死亡率较高的病人、和医院医疗服务管理与经营有重要联系机构的就医者、高消费群体、以团队形式的就医群体。 这部分就医者能够给医院医疗服务带来学术和专业技术水平的提高，同时给医院医疗服务带来总收入 80％以上的经济效益，是医院医疗服务应特别予以关注的对象。

2. **普通就医者** 泛指能够自行到医院医疗服务门诊就诊的就医者。

3. **竞争对手的就医者** 指竞争对手的固定就医者。 这部分就医者能够通过医院医疗服务提高，促使他们转变就诊医院。

4. **隐性就医者** 是指暂时没有就诊需求、没有选择任何一家医院医疗服务，或者暂时没有能力支付医院医疗服务费用的就医者。这部分就医者是可以通过宣传和调整医疗费用价格争取的就医者群体。

医疗保健市场调研是就所需要了解的内容通过发放问卷、询问、观察和收集相关资料等方法，运用统计学处理后提供给医院对内部医疗服务过程调整的依据，以便满足就医者需求。细划医疗保健市场和确定目标就医者群体。

细划医疗保健市场和确定目标就医者群体的目的是通过对医疗保健市场就医者细分层次对医疗服务的需求，有目标、有计划地制订医疗服务程序，而非以往不考虑就医者心理及对医疗服务需求。医院医疗服务以不变应万变的医疗服务模式是不科学的。

（三）竞争环境因素分析

一般来讲，识别主要竞争对手往往很困难，因为有众多医院并不表现出十分强烈的竞争意愿，特别是一些潜在性的竞争优势信息难以获取和掌握。但是也可以通过互联网信息、调查问卷和周边居民就医习惯等方面来了解竞争对象的优势。比如，本地区的主要竞争对象是谁，周围城市中的主要竞争对象有哪些，主要竞争技术有哪些，主要竞争对象的优势、劣势、目标和战略是什么等。越来越多的医院也新增了竞争分析这一职能要求，这直接反映了医院管理者对医院发展情况的重视。

（四）自身素质能力分析

对医院发展自身素质能力进行客观分析是正确制订医院战略的重要步骤之一。医院内部因素评价矩阵（internal factor evaluation matrix，IFE 矩阵）总结和评价了医院或医院各个职能领域的优势和弱点，并为确定和评价这些领域间的关系提供基础。公立医院可通过提升医疗质量、改善服务水平、提升医院管理的品质，积极促进医院文化建设与品牌建设，开拓现有的医疗服务市场，充分利用病源广泛和历史积淀获得的良好的社会声誉等有利条件，积极开展适宜新技术和服务项目，提高医院的社会效益和经济效益。

知识点

内部因素评价矩阵

内部因素评价矩阵(IFE 矩阵),是一种对内部因素进行分析的工具,其做法是从优势和劣势两个方面找出影响医院未来发展的关键因素,根据各个因素影响程度的大小确定权数,再按医院对各关键因素的有效反应程度对各关键因素进行评分,最后算出医院的总加权分数。通过 IFE,医院就可以把自己所面临的优势与劣势汇总,分析出医院的全部引力。IFE 矩阵是基于营销主体内部因素信息的优劣势综合分析,以综合权衡营销主体在管理、销售、生产和研究等各个环节的信息评价,根据优势和劣势的得分值,来定量的确定营销主体内部因素,最后帮助营销主体制订合理可行的产品营销策略。其建立为五个步骤:

(1) 列出在内部分析过程中确定的关键因素。采用 10~20 个内部因素,包括优势和弱点两方面的。首先列出优势,然后列出弱点。要尽可能具体,要采用百分比、比率和比较数字。

(2) 给每个因素以权重,其数值范围由 0.0(不重要)到 1.0(非常重要)。权重标志着各因素对于医院在产业中成败的影响的相对大小。无论关键因素是内部优势,还是弱点,对医院绩效有较大影响的因素就应当得到较高的权重。所有权重之和等于 1.0。

(3) 为各因素进行评分。1 分代表重要弱点;2 分代表次要弱点;3 分代表次要优势;4 分代表重要优势。值得注意的是,优势的评分必须为 4 分或 3 分,弱点的评分必须为 1 分或 2 分。评分以医院为基准,而权重则以产业为基准。

(4) 用每个因素的权重乘以它的评分,即得到每个因素的加权分数。

(5) 将所有因素的加权分数相加,得到医院的总加权分数。

无论 IFE 矩阵包含多少因素,总加权分数的范围都是从最低的 1.0 分到最高的 4.0 分,平均分为 2.5 分。总加权分数大大低于 2.5 分的医院内部状况处于弱势,而分数大大高于 2.5 分的医院内部状况则处于强势。IFE 矩阵应包含 10～20 个关键因素,因素数不影响总加权分数的范围,因为权重总和永远等于 1。

（五）领导管理艺术与水平分析

领导管理艺术与水平是建立在一定理论知识、经验基础上的非模式化、非定量化、创造性的领导方法。领导管理艺术与水平是领导者的智慧、才能、胆略及经验的综合反映,是妥善解决领导工作中实际问题的一种综合能力。在医院战略管理中,分析医院领导管理艺术与水平就是看领导是否营造了良好的领导关系,遵循了决策的基本原则并且是否运用了科学决策的方法,以及领导群体结构中是否充分考虑了人的因素。

通过以上 5 个方面的分析,能够让医院管理者对医院所处的内外部战略环境以及自身定位有一个明确的认识和清晰的方向。重视医院战略管理,能够让医院更主动地,而不是被动地塑造自己的未来;使医院勇于创新,不只是被动地对环境变化做出选择。

第四章　波特五力分析模型

一、 五力分析模型

　　迈克尔·波特五力分析模型是分析行业结构的重要工具。 一般而言，在行业里存在五种基本竞争力量： 新进入者的威胁、行业中现有医院间的竞争、替代品的威胁、购买者的谈判能力和供应者的谈判能力。 通过运用五力分析模型对医疗服务市场进行分析，有助于医院在激烈的市场竞争环境中把握自身，迎接挑战。

　　当前，随着中国新一轮医药卫生体制改革的力度逐渐加深，已进入深水区。城镇基本医疗保障以及新型农村合作医疗覆盖面的扩大也导致中国城乡居民医疗服务需求急剧增加，从而促使公立医院加强服务有效供给。 新医改政策表明各类性质的非营利医院和营利性医院将逐渐成为中国医疗服务市场的有力补充，多元化的办医格局必将逐步形成，这也必将引起医疗服务市场的激烈竞争。

（一）新进入者的威胁

　　新进入者威胁的大小取决于市场障碍、市场潜力和现有医院的反应程度等。随着国家医药卫生体制的改革的深入，民营医疗机构大量进入医疗服务领域，因机制灵活、就医环境高端等因素，对传统公立医疗机构的发展构成一定的威胁。

（二）行业中现有医院间的竞争

　　当前，随着医疗服务领域的充分发展，各公立医疗机构发展规模越来越大，无论是体量，还是学科建设水平，都存在扩张趋势，分院建设、多院区建设等都是对原先当地医院的市场占有量的冲击。

医疗行业的快速发展，提高了大型公立医院的竞争激烈程度。改革开放后，人口持续增长、人口结构老龄化、疾病谱变化、群众生活水平和教育水平提高等经济、社会因素都促使医疗需求快速增长。近年来，社会医疗保险覆盖面的增加也刺激了更多医疗需求的释放，整个医疗行业增长较快。

（三）替代品的威胁

替代品的威胁是直接或间接的，主要表现为替代品对医院产品价格的限制。替代品价格越低、质量越好，用户转变成本越低，替代品能够产生的竞争压力就越大。对于医院来说，都设置有相同的科室，这是一个公立医院作为公益性必须要设立的科室，如急诊科、糖尿病科、骨科、外科及 ICU 病房等，每家医院的各专科诊疗能力不同，这就形成了替代品威胁。

（四）购买者的谈判能力

购买者主要通过压价，要求供应者提供更好的产品或服务质量来影响行业中现有医院的盈利能力。当购买者出现以下特征时，便具有较强的谈判能力：购买供应者的大部分产品或服务；具有自主生产该产品的潜力；有许多可供替代的供应者，转向其他供应者的成本很低。如病人的议价能力比较强，病人会根据自己的病情和自己的经济能力以及他们对医院的亲和力来选择就诊的医院。

（五）供应者的谈判能力

供应者可以提价、降低产品或服务的质量来影响医院。有些大型的设备如核磁共振、CT、彩色 B 超等，相对来说，供应商的数量比较少，而且这些设备又是医院必不可少的大型检查设备，所以供应商的议价能力比较强。而其他的如医疗器械类、药品类、日用品类、电脑器材类、食品类、建材类等，供应商的数量比较多，医院的议价能力比较强。

二、五力模型中的供应者——医疗服务的供方

《"健康中国 2030"规划纲要》提出以"健康优先、改革创新、科学发展、公平公正"为原则，按照"共建共享、全民健康"的战略主题，到 2030 年，达

到健康产业规模显著扩大的目标，建立起体系完整、结构优化的健康产业体系，形成一批具有较强创新能力和国际竞争力的大型医院。

（一）医疗服务机构

医疗服务机构基本包括医院、基层医疗卫生机构、专业公共卫生机构、其他机构 4 类，其中医院包括综合医院、中医医院、中西医结合医院、民族医院、各类专科医院和护理院。 随着分级诊疗和药品零加成的改革，医疗服务机构特别是公立医院更多是发挥公益性，提供基本医疗服务，医疗服务机构之间的竞争越来越激烈。

（二）连锁营利性专科

连锁营利性专科医疗机构发展迅速，开设口腔、整形、妇儿及眼科等连锁专科，提供统一的医疗服务项目和标准，建立一套转诊体系，无限度接近客户需求打造专科连锁品牌。 从服务供给上看，提供私人医生服务的连锁高端诊所也是一个重要方向。

（三）"互联网＋医疗健康"

随着移动互联网的不断迭代发展，特别是 5G 时代的到来，构建覆盖诊前、诊中及诊后的线上、线下一体化医疗服务模式。

医疗机构可以使用互联网医院作为第二名称，在实体医院基础上，运用互联网技术提供安全适宜的医疗服务，允许在线开展部分常见病、慢性病复诊。

三、 五力模型中的购买者者——医疗服务的需方

患者（patient），指患有疾病、忍受疾病痛苦的人。 国际标准化组织（ISO）将其定义为接受产品或服务的个人。

（一）患者需求的差异性

患者需求的差异性是指不同的患者之间的需求是不一样的。 在医疗服务市场上，患者总是希望根据自己的健康需求去购买医疗服务和健康服务。 我们根据患者需求的差异性可以把市场分为"同质性需求"和"异质性需求"两大类。

同质性需求是指由于患者的需求的差异性很小，甚至可以忽略不计。因此，没有必要进行市场细分。而异质性需求是指由于患者所处的地理位置、社会环境、自身的心理和购买动机不同，造成他们对健康服务上需求的差异性。这种需求的差异性就是市场细分的基础。

（二）患者需求的相似性

在同一地理条件、社会环境和文化背景下的人们形成有相对类似的人生观、价值观的亚文化群，他们需求特点和消费习惯大致相同。正是因为健康需求在某些方面的相对同质，市场上绝对差异的患者才能按一定标准聚合成不同的群体。如高血压、糖尿病等患者在长期的医疗服务需求的实现过程中，日常用药、定期复诊等需求相似，从医疗机构的角度而言，需最大程度地方便患者用药，如开具长处方；最大程度地为大量的慢病患者人群提供便捷的复诊方式，如开设互联网医院的复诊门诊等。

医院所拥有的资源是有限的。现代医院由于受到自身实力的限制，不可能向市场提供能够满足一切需求的产品和服务。为了有效地进行竞争，医院必须进行市场细分，选择最有利可图的目标细分市场，集中医院的资源，制订有效的竞争策略，以取得和增加竞争优势。

> **知识点**
>
> ### 服务市场细分
>
> （1）地理细分：按地理特征细分市场，包括地形、气候、交通、城乡及行政区等因素。
>
> （2）人口细分：按人口特征细分市场，包括年龄、性别、家庭人口、收入、教育程度、社会阶层、宗教信仰或种族等因素。
>
> （3）心理细分：按个性或生活方式等变量对客户细分。
>
> （4）行为细分：对患者行为进行评估，然后细分。
>
> （5）社会文化细分：按社会文化特征细分市场，以民族和宗教为主。
>
> （6）使用者行为细分：按个人特征细分市场、职业、文化、家庭及个性。

四、 五力模型在医疗服务市场分析中的应用意义

对医疗服务市场进行分析，有利于选择目标市场和制订医院的发展策略。市场细分后的子市场比较具体，比较容易了解患者的需求，医院可以根据自己经营思想、方针、特色学科和医疗技术专长，确定服务对象，即目标市场。 针对较小的目标市场，便于制订特殊的营销策略。 同时，在细分的市场上，信息容易了解和反馈，一旦患者的需求发生变化，医院可迅速改变营销策略，制订相应的对策，以适应市场需求的变化，提高医院的应变能力和竞争力。

对医疗服务市场进行分析，有利于发掘市场机会，开拓新市场。 通过市场细分，医院可以对每一个细分市场的医疗服务需求、满足程度、竞争情况等进行分析对比，探索出有利于本医院的市场机会，使医院及时根据本医院的医疗技术优势编制新服务开拓计划，进行必要的医疗技术储备，掌握医疗技术更新换代的主动权，开拓新市场，以更好地适应市场的需要。

对医疗服务市场进行分析，有利于集中人力、物力投入目标市场。 任何一个医院的资源、人力、物力及资金都是有限的。 通过细分市场，选择了适合自己的目标市场，医院可以集中人、财、物及资源，去争取局部市场上的优势，然后再占领自己的目标市场。

对医疗服务市场进行分析，有利于医院提高经济效益。 除此之外，医院通过市场细分后，医院可以针对自己的目标市场，提供满足患者需求的医疗服务，既能满足市场需要，又可增加医院的收入；建立优势的医疗专科和特色医疗技术，能够有效地吸引患者，为医生提供良好的职业发展平台，全面提高医院的经济效益。

本篇小结

随着医疗卫生事业的不断发展，公立医院高质量发展成为大势所趋。 作为社会医院的一部分，公立医院既面临着宏观环境的变化所带来的影响，同时作

为行业一员，也面临着同业竞争的压力与挑战，这就需要医院的管理者立足于整体的大环境、充分面对行业竞争所带来的机遇与挑战，做好医院的内外部环境分析，选择适合自身的发展道路。

第五篇

战略总体规划
——凡事预则立
医院战略发展的顶层设计

计熟事定，举必有功。

——唐·刘禹锡

　　"顶层设计"首见于"十二五"规划，字面含义是自高端开始的总体构想，"不谋万世者，不足谋一时；不谋全局者，不足谋一域"。但其也是一种民主集中，是从若干的谋一时、谋一域中科学抽象出来的。"顶层设计"不是闭门造车，不是凭空想象。改革是一项系统工程，"顶层设计"是自上而下，但必须要有自下而上的动力，要通过社会各个利益群体的互动，让地方、社会及所谓的利益相关方参与进来。

　　中国各类医院的发展理念与方式都迫切需要进行优质高效的内涵型战略转型。在此背景下，医院的战略规划显得尤为重要和紧迫。

第一章　开篇案例:医院发展战略规划

2011年，医院在南汇区并入浦东新区与浦东开发开放的大背景下，结合内外部环境变化，在医院管理干部中就规划的制订进行了大讨论，最后通过SWOT分析及QSPM矩阵分析，从十五项备选战略中，基于塑造医院文化，加强内部凝聚力，完善管理制度，重落实和效率；增强技术优势，强化细分市场；引进和培养高级人才，大力加强学科建设；系统规划品牌建设战略目标，形成鲜明的品牌特色；健全医疗联合体医疗及保健网络，重视与政府及各相关单位的合作与服务等内容，按照QSPM矩阵分析得分，明确了医院十二五期间的八大战略规划（如图5-1-1），并经过院长办公会、党委会正式通过，作为医院的十二五规划内容进行专项推进。

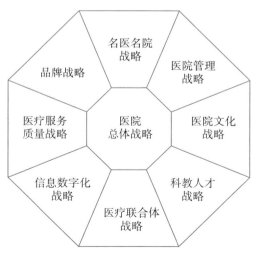

图 5-1-1　医院总体战略

一、 名医、名院战略规划

医院要发展，根本是能够得到患者的信赖与选择，必须要有一批名医。 同时名院的打造也需要名医作为基石。 因此，名医名院是医院发展的重要战略方向和选择。

从医院的名医名院的战略规划设计上看，特别是在学科优势和特色技术的"内功修炼"上，在差异化方面，先做特色，后集中优势资源，做大做强。 除了医疗资源的投入，建设重点学专科和特色医学中心等之外，科研和教学同步，建设科教研基地，如符合科研标准的动物实验室、筹建药物临床试验基地等。 围绕学科带头人队伍的建设，通过引培并举的方式，确保引得进、留得住，通过搭建院内发展平台、国内外的学术交流平台，以及福利薪酬倾斜等政策，确保学科带头人起得来。

从名医名院的"外形塑造"上，必须有响亮的名称，即抓住大学附属医院建设、南汇区并入浦东新区等机遇是作响名院战略的重要助力，同时也是医院品牌建设的重要内容。

二、 医院管理战略规划

医院管理也是门学科，没有科学化、正规化的医院管理，医院难以实现蜕变。 一家医院从小到大、从弱到强，最能从医院管理水平上体现，设计医院管理战略需对其进行内容分层分类：

首先是管理体系的建立，包括组织架构、运行流程、制度建设和 PDCA 的闭环管理机制；其次是沟通机制的建立，包括纵向的院科两级的沟通和横向的职能部门间的沟通，同时还需建立自下而上的上报沟通机制，如不良事件上报等。 再次是人的管理，院部的决策需要职能部门的传达，更需要一线科室的执行和落实，关键在人，因此员工的考核、绩效和成长等纳入规划内容；最后就是团队的成长，侧重在学习型组织的建设以及优秀标杆的塑造。

三、 医疗服务质量战略规划

"强质量、树品牌、创三级、建附院"是十二五规划之初，摆在医院面前的四大任务。 第一要务就是加强医疗质量的建设。 应该说医疗质量就是一个医院的生命，提高医疗质量是医院管理永恒的主题，创三级医院的基石。 重要性不言而喻，怎么做是规划的重点。 从质量管理的指导思想上，就是要强调：质量第一、用户至上、预防为主、强调用数据说话、突出人的积极因素、按照PDCA循环办事。

为此，在医疗服务质量战略规划设计上，从质量管理目标、质量管理组织架构、质量管理控制流程、质量管理的关键节点、医患关系的构建、医师修养建设和医疗质量差错预防等角度进行的明确。

四、 医院品牌战略规划

作为一家区域医院如何冲出地域的限制，没有自身过硬的品牌是走不出去的。 这是涉及到医院未来发展走向的根本。 除了"打铁还需自身硬"苦练内功，打造自己的学科、特色医疗技术、服务质量等，也需要有"酒香也要勤吆喝"的品牌思维和行动。 在医院十二五的战略规划选择上，医院把特色突出的大型综合性三级医院，追求卓越医疗的一流专家，安全价廉方便可及的医疗服务等三个方面作为品牌定位，同时加强品牌推广、品牌识别系统导入、品牌策划。

五、 医院文化战略规划

百年老店是如何打造的？ 除了"酒香不怕巷子深"的金子招牌，其内核无非是员工对诚信的坚守、技术的传承、质量的保证。 医院文化的塑造和建设是现代医院管理的最高层次，它凝聚整个组织实现共同目标的准则，是价值观理念系统，是全体医护人员的行为标准，是医院的行动令和禁止令，是医院倡导的医院人精神和医院精神。 医院在十二五的战略规划选择中，把自身的文化理念建设作为重塑医院形象和风气、建立团队、规范激励员工行为、提高医护质量、赶超先进水平、引导医院健康发展的重要防线。

六、 科教人才战略规划

"医疗是今天，科教是明天，人才是后天"，在医院既往的发展中，制约医院快速发展最大的问题是人才梯队建设。

人才工程实施的基础工作是必须通过多条渠道来保证人才可出、可用、可引、可留，才能够支持医院快速发展的需要。 在医院的战略目标中有创建三级医院、建设复旦大学附属医院的重要内容，在这两项重大工程中，无不涉及到对人才和学科建设能力的要求，如高学位医师比例、重点学（专）科和技术能力、医学教育、科研项目和成果等。

七、 信息数字化战略规划

医院十二五规划设计初期，医院认识到信息化、数字化是医院未来可持续化发展的前提，是走向管理现代化建设的必经之路。

医院的精细管理离不开信息化，否则只能是粗放式管理。 信息数字化战略应从 HIS（医院信息系统），EMRS（电子病历系统）、PACS（影像归档和通信系统）、RIS(放射科信息管理系统)等医护信息系统、运营系统、患者服务系统以及互联互通作为战略的方向，提高工作效率，降低成本损耗。

八、 医疗联合体战略规划

医疗联合体是优质医疗资源下沉，实现双向转诊的有效手段之一。 医院所处区域的卫生资源较为薄弱，是医院发展得天独厚的条件，通过医联体的建设能够将医院的优质资源进行辐射，从而扩大医院的影响力和占有力。

在浦东医院的十二五规划中，明确医疗联合体战略，目的是构建以区域内的社区卫生服务中心为基础、以管理为纽带、以机制为保障，内部运行机制主要包括统一运行管理、统一资源调配、双向转诊、有序就医、统一资源共享等，让浦东南部区域的患者就近能够享受到优质、高效、价廉的医疗服务。

从院部层面明确八大战略规划，由各职能部门围绕战略规划的实施制订各自的职能战略，并实施推进。"十二五"战略规划实施期间，医院八大战略取得明显成效，但是作为一家有着明确发展目标的二甲医院来说，浦东医院仍存在医教研一体化程度不高，具有竞争力的学科带头人仍较匮乏，人才培养与引进机制仍需完善，特色专科、优势学科仍需挖掘夯实，医院管理和文化建设需加强等不足和薄弱点。

"战略的结束，是新战略的开始"，面对"十三五"的发展，上海市浦东医院的发展机遇与挑战并存。如何继续发挥医院发展的优势，增强医院的竞争能力，使医院发展符合国家和上海市医改发展的要求，符合上海市和浦东新区未来社会经济发展的要求，符合上海市和浦东新区"十三五"卫生计生事业发展的要求，满足人民群众的医疗服务需求，是摆着医院面前的又一份考卷。

第二章　战略规划

一、 战略规划的概念内涵

（一）战略规划的概念

战略规划，是根据组织的长期目标，结合内外部环境分析，对医院战略进行设计、评价以付诸实施的整体过程，是医院战略制订的顶层设计过程。

在健康中国、分级诊疗、医保控费、药耗控制、人才竞争等新医改政策下，医院传统粗放的增长模式越来越难以为继，患者分流、医生分流和资金分流等众多挑战不断威胁医院发展。 简而言之，医院的经营压力越来越大，医院的发展机遇越来越少，各类医院的发展理念与方式都急需进行优质高效的内涵型战略转型。 医院要通过战略规划剖析医院问题、明确发展方向、统一全员共识、争取外部支持，为医院内涵发展战略转型做好准备。 做好医院战略发展规划，应成为公立医院领导者必修的课程之一。

古人言："不谋全局者，不足谋一域。" 战略规划过程应着重考虑如下几个方面。

（1） 如何对政府政策、社会变革、顾客需求、新的机会、竞争压力及其他威胁、医疗联合体组合等变化着的内外部环境作出反应。

（2） 如何对重点领域或学科进行资金投入、技术开发、人力资源协调等资源配置。

（3） 如何在所参与的行业范围内进行竞争。

（4）如何在医院的职能单位、业务单位进行变革，采取什么行动和方法，以形成一致而有力的战略力量。

与战略目标相适应，医院战略规划可以分为医院战略规划、运营战略规划、学科发展战略规划和职能支持战略规划等多个方面。

（二）战略规划的内涵

当前，医院缺少对长期发展的前瞻性研究、整体布局和战略谋划，战略规划与医院相关条线工作的衔接不够紧密。很多医院在战略研究和制订中存在发展定位不清、目标任务制订较随意、项目论证不足等问题，甚至出现将战略规划与短期计划相混同的情况，战略管理缺少制度规范和有效的技术支撑，容易流于形式，难以真正做实、落地。

医院战略规划是在分析和解读环境的基础上，产生医院战略的过程。战略规划与战略管理不同，不能将两者混为一谈。很多时候，很多人容易认为战略规划就是战略管理，认为做了规划就是在落实战略管理。战略规划与战略管理区别如表5-2-1所示。

表5-2-1　战略规划与战略管理区别

比较项目	战略规划	战略管理
关注焦点	如何制订最优战略决策	如何产生最优战略结果（新市场产品技术）
涉及部门	专门部门设计	涉及医院所有部门
概念范围	内涵小，更关注执行方向性	内涵大，包括规划，更关注整体方向性
战略方向	更具体，关注战略选择优先级	较宏观，关注战略结果方向性
执行方式	强调具体任务多部门协同	强调医院整体愿景与使命的方向统一

战略规划聚焦于如何制订最优战略决策，而战略管理则聚焦关注产生新的、最优的战略结果，这一战略结果包括开辟新市场、开发新产品、创新医疗技术。战略规划往往由一个专门的部门牵头制订，其执行过程强调与多部门协同；战略管理更综合，涉及所有医院部门，将战略扩展到所有医院单位，调动全体积极性。战略管理内涵上包含了战略规划，但它关注战略的执行，整合医

院的力量去实现战略目标，而规划或计划的制订往往由一个特殊部门牵头发起，通过关联责任部门相互协同来完成。战略规划和战略管理这两个概念是相互补充，战略管理的内容要比战略规划丰富；同时，战略规划也是每个医院的战略管理中不可缺少的一个元素。

战略规划是为实现中长期和远景目标而制订的阶段性任务计划。因此，医院强化目标和规划管理是所有管理工作的基础，高水平的目标和规划管理工作，可以促进医院全面发展、创新发展和持续发展。

知识点

为进一步深化公立医院改革，推进现代医院管理制度建设，国务院办公厅于 2019 年印发《关于加强三级公立医院绩效考核工作的意见》（国办发〔2019〕4 号）（以下简称《意见》），在全国范围内启动三级公立医院绩效考核工作。按照《意见》要求，国家卫生健康委员会、国家中医药管理局联合相关部门，根据三级公立医院绩效考核国家监测指标数据，对全国 2 398 家三级公立医院开展了监测分析，并形成三级公立医院绩效考核国家监测分析有关情况。公立医院绩效考核，是引领公立医院综合改革向纵深推进的重要抓手，是推进医院高质量发展的重要举措。持续改进并逐步完善公立医院绩效考核工作制度，充分发挥公立医院绩效考核"指挥棒"作用，引导全国二级和三级公立医院有效提升整体医疗质量和管理水平，实现公立医院医疗服务高质量发展，保障广大患者健康权益。

思考：公立医院绩效考核工作会不会影响医院战略规划？如何影响？

二、 战略规划的作用

战略规划的目的是提高医院从战略的角度来思考和行动的能力，它在战略管理过程中具有巨大的潜在优势。作为一种新的研究途径或战略管理过程的一个环节，战略规划在医院战略管理过程中具有重要作用。 具体如下。

（1） 有利于医院的领导者和管理者识别与应对目前及未来的几年中所面临的挑战。

（2） 正确应对医院外部越来越不确定和相互联系的环境因素。

（3） 寻求实施政府指令和完成医院使命的方法。

（4） 构建医院必须解释的战略议题。 通过 SWOT 分析，医院可以清楚地描述其必须面对的议题。

（5） 通过重审医院愿景和使命，通过医院所提供的医疗服务能级、科研管理、医疗成本和财务管理方法以找到解释这些议题的途径。

三、 战略规划的评价

战略规划过程，需对战略规划进行评价，以评估战略规划的有效性。 战略规划有效性包括两个方面：一方面是战略正确与否，正确的战略应当做到组织资源和环境的良好匹配；另一方面是战略是否适合于该组织的管理过程，也就是和组织活动匹配与否。 一个有效的战略一般具有以下特点。

（一）目标明确

战略规划的目标应当是明确的，不应是二义的。 其内容应当使人振奋和鼓舞。 目标要先进，但经过努力可以达到，其描述的语言应当坚定和简练。

（二）可执行性良好

好的战略说明应当是通俗、明确和可执行的，它应当是各级领导的向导，使各级领导能确切地了解它，执行它，并使自己的战略和它保持一致。

（三）组织人事落实

制订战略的人往往也是执行战略的人，一个好的战略规划需要优秀的执行人员，它才能实现。 因而，战略规划要求一级级落实，直到个人。 高层领导制订的战略一般应以方向和约束的形式告诉下级，下级接受任务，并以同样的方式告诉再下一级，这样一级级的细化，做到深入人心，人人皆知，战略规划也就个人化了。

个人化的战略规划明确了每一个人的责任，可以充分调动每一个人的积极性。 一方面激励了大家动脑筋想办法，另一方面增加了组织的生命力和创造性。 在一个复杂的组织中，只靠高层领导是难以识别所有机会的。

（四）灵活性好

组织的目标可能不随时间而变，但它的活动范围和组织规划的形式无时无刻不在改变。 战略规划只是一个暂时的文件，应当进行周期性的校核和评审，灵活性强使之容易适应变革的需要。

第三章　战略规划的制订

一、 战略规划制订的基本原则

战略规划制订是指在现有的条件和未来条件下，如何达到既定目标，规划出未来中长期医院发展的关键性任务。 战略规划制订既要密切联系医院实际，又要敢以创新精神打破传统思维的窠臼，在发展方向的选择、目标设定、举措跟进与保障等方面进行积极的探索。

（一）政策引导医院为主的原则

要紧随公立医院改革所带来的发展机遇，充分发挥政府鼓励、引导和支持作用，营造现代医院发展的良好环境和必要氛围，发挥公立医院在医疗市场的主体地位，引导医院在市场竞争中的自主创新，提高服务质量，增强医院的核心竞争力，做大做强。

（二）与社会经济协调发展的原则

社会经济的快速发展，带来就医需求模式发生巨大变化，从医院挂号入口到医疗技术的创新应用，社会经济发展成为现代医疗发展的基础，医院战略规划制订要前瞻性考虑社会经济发展带来的影响，与社会经济发展相统一、相协调。

（三）统一规划、分步实施的原则

统一规划、分步实施，要杜绝医院重复建设造成的资源浪费。 比如，在学科建设上，坚持以"病人"为中心，结合医院特色和学科人才优势，把重点专科、重点学科、特色专科、特色学科作为规划需要掌控的重点，优化协调学科项目的投资建设，按规划、分步骤地建设一批有示范效应、有较强辐射功能、具备相应层次功能的学科项目。

（四）整合与构建相结合的原则

优化资源组合，运用现代电子信息网络技术和先进管理手段，根据医院发展的区位优势和资源优势，充分利用现有的基础条件，使现有医疗服务能级得到全面提升，构建现代医院管理体系。

二、 战略规划的内容

医疗机构可以成立专门规划部门，由规划部门统筹战略规划工作。 通过领导层授意，自上而下逐级制订；也可以自下而上，以职能或业务单元为核心制订；有的医院也会委托负责、守信、权威的咨询机构制订。 战略规划的内容由三个要素组成。

（一）方向和目标

医院领导层在设立方向和目标时有着自己的价值观和抱负，但是也必须考虑到外部的环境和自己的长处，最后确定的目标总是主观的，最后确定的方向目标需要有远见卓识的领导者带动，但又不会是一个人的愿望，需要综合领导层、职能层与业务层的讨论结果。

（二）约束和政策

医院战略规划需要寻找环境和机会与自己组织资源之间的达到平衡点，使它们能最好的发挥组织的长处，并最快地达到组织的目标。 这些政策和约束所考虑的机会还是未出现的机会，所考虑的资源是正在寻找的资源。

（三）计划与指标

计划的责任在于进行机会和资源的匹配。 但是这里考虑的是现在的情况，或者说是不久的将来的情况。 由于是短期，有时可以做出最优的计划，以达到最好的指标。

战略规划内容的制订处处体现了平衡与折衷，都要在平衡折中的基础上考虑回答以下四个问题：

我们要求做什么？

我们可以做什么？

我们能做什么？

我们应当做什么？

这些问题的回答均是领导个人基于对机会的认识，基于对组织长处和短处的个人评价，以及基于自己的价值观和抱负而做出的回答。所有这些不仅限于现实，而且要考虑到未来。

三、 战略规划的层次性

战略规划是分层次的。 正如以上所说，战略规划不仅在最高层有，在中层和基层也应有。 医院一般应有三个层级战略，即医院级、职能级和业务级。每一级均有三个要素：方向和目标、政策和约束、计划和指标。

医院战略，又称总体战略，是最高层次的战略。 它需要根据战略目标，选择可以竞争的经营领域，合理配置资源，使得医院职能业务相互支持、相互协调。

业务战略，又常常被称作竞争战略。 业务战略涉及各业务单位的科室主管及辅助人员。 业务战略主要任务是将医院战略所包括的医院目标、发展方向和措施具体化，形成本业务单元具体的竞争与经营战略，一般在医院归纳为科室发展战略。 如新业务新项目开展、建立专科科学研究与开发平台等。

职能战略，又称职能层战略，主要涉及医院内各职能部门如何更好地为各级战略服务，如品质安全战略、学科建设战略、经营战略、信息战略等，从而提高组织效率。

四、 战略规划制订实操

战略规划操作的主要内容是制订好和执行好战略规划。 制订好战略规划，应当做到：做好思想动员，把规划活动当成一个连续的过程，在规划制订和实行的过程中不断进行 "评价与控制"，明确战略思想的重要性，奖励创造性的战略思想。

（一）战略规划制订步骤

在确定好战略规划的制订主体后，战略规划的制订包括以下 5 个步骤。

1. **战略环境的分析和预测**　一般来说，先要简单回答一个问题：即我们是谁？ 很多人觉得这个问题很简单，其实不然，当一个人长期工作在一个环境里，对医院周围都习以为常的时候，不一定能很准确地回答这个问题。 首先，就是要分析一下医院自身的经营特征，比如医院的急诊医学科，急诊科的临床业务是以急诊急救为主，长期以来却一直不是医院重点建设方向，但当把急诊医学与其他学科进行整合分析后，才发现医院经营来源虽然不在急诊医学科，但急诊医学科却给其他学科输送了大量的患者，也是很多学科发展的基础。 这给医院战略带来了一个困惑，是否应该把急诊医学纳入重点学科或专科的发展体系中，并以此为基础，带动学科专科发展，还是另设急诊医学科作为一个独立学科发展。 通过这个例子可以看出，医院合理评估自身实际情况并不是一件容易的事情。

除了对自身的情况进行分析之外，还要分析宏观环境，对社会、经济、政治、文化、技术等各个领域现在或将来可能发生的变化情况也要有所了解。 在此基础上，寻找市场机会并识别把握市场机会将遇到的障碍和缺陷，这是对战略环境进行分析和预测的目的所在。

2. **制订目标**　这里所指的目标和前面提到的"确定战略目标"中的"目标"有所不同，那个"目标"是要做变革，怎么样做变革，以及想达到什么样的结果。 但是那些描述都是定性的，并不是一个量化的目标。 医院所制订的战略规划，落脚点应该是可评估、可衡量、可操作的规划，量化的目标是做到这一点的基础。 比如，当前情况下，对于医院而言，医院在区域医疗中的市场份额有多少，医院的门诊量、出院量、手术量及平均住院时间、疑难危重病例数质量指标仍然是医院发展需要持续监控的目标指标，需要对不同阶段、不同学科的目标进行量化。

3. 确定战略执行过程中的重点　医院总体战略重点是确定医院愿景使命、确定医院学科单元、确定关键学科的目标。 比如上海市浦东医院愿景：建设高品质高安全国际化研究型医学中心。 确认了需要在医院发展中建立的两个目标：品质安全目标和研究型医院目标。 这是医院最高层次的战略。 对于职能战略，它的重点是如何贯彻医院使命、进行环境分析、竞争对手分析、确定不同职能与业务科室的目标，以及实现目标需要的具体措施。 业务战略则更加详细，重点是如何贯彻目标并细化。 对于目标的细化，包括发展目标、质量目标、技术进步目标、市场目标、职工素质目标、管理改进目标、效益目标等，以及具体措施；最后是战术，它的重点是划分阶段并制订计划，对每个阶段可能遇到的风险进行分析，对每个阶段可能的变数进行分析，以及设立应对风险和变数的措施。

4. 制订行动计划和划分阶段　建立分年度实施计划，进行绩效预测。

5. 制订实施战略的措施　成立预算小组，对年度计划及完成绩效所需要的资金、人员、设备预算配置方案，规划制订后要在资金上有所侧重；要选择执行过程的衡量、审查及控制方法。 最后一步就是把选中的方案形成文件提交给医院高层，进行审查和批准。

（二）战略规划评估步骤

在完成了确定战略目标，制订战略规划之后，应对医院战略规划进行评估。 战略规划评估有 5 个步骤。

1. 对制订战略规划的背景情况进行评估　这里的背景情况是指对医院发展运营的历史是否提供了足够的背景资料，或者是否还需要补充更多的信息；宏观政策环境是否已经被充分地估计；另外，需要成立专门团队，可以由院外专家团队，对已作出的具体规划的个人能力、规划的内容给出一个客观、充分的评估。

2. 有关发展机会的评估　包括是否寻找到了最好的机会，所有的机会和不利的风险是否都被识别出来。 有时候目标看上去很完美，但是由于遗漏了对某些风险的考虑，最后可能导致很多目标无法实现。

3. 对战略方案本身的评估　主要是考虑两个问题：是否考虑了所有可能的战略方案？　竞争策略是从中选的战略方案中派生的吗？

4. 和财务相关的情况的评估　例如，建议项目是否必要？　是否提供合理的资金保证，财务资料是否清晰而连贯？　特别是对于中短期的战略规划，更有必要把财务情况写得详细。

5. 对战略的可操作性进行评估　优秀的战略规划应该具有可操作性，比如，执行标准和控制方法是否已经具备，是不是符合医院战略目标的要求；战略规划与现行员工的态度、兴趣与观念（即医院文化、形象）能和谐共存吗。因为战略规划的实施必然导致一定程度的变革，那么这些变革所达到的目标和医院文化是否能和谐共存。　举个例子：上海市浦东医院曾经在医院"十二五"规划中制订过一个改革计划，计划中的一项变革实施是让所有的护理单元不在病房冲配补液，当病房需要补液时全部从静配中心调配，这一方案的目标是保证患者安全。　但这样一项变革和医院原有的传统文化有没有抵触？　可以说肯定是有抵触的，其一方面是解决了护理冲配补液的人力，但另一方面却是带来医务人员医嘱路径与行为强制性转换，这个变革引起抵触但最终被调解、被接受，且变革产生的对病人安全的影响和效果是长久的，也是最重要的。　当不同意外情况发生时，这项改革仍具有一定的防御能力。

通过这 5 步的评估，基本可以确认战略规划是否可行。

五、　战略规划制订的关注要点

随着经济社会的快速发展，医药卫生改革进入深水区，医院发展面临着前所未有的机遇、风险和挑战，医院的建设发展已进入新常态。　科学编制战略规划，有利于医院在医改过程中优化调整医院发展步伐，抢抓发展机遇，持续推进医院发展的传承和创新，确保医院现有的工作状态和未来发展的主体思路能够有效衔接和顺利延续，促进医院持续快速发展。　做好战略规划的执行落实则有利于一张蓝图绘到底，避免因规划与具体实践相脱节而存在"两张皮"现象。

战略规划应有效加强规划的执行落实，应重点关注以下几个方面。

（一）规划目标的设定应思路清晰，重点突出

医院发展规划是一项战略性、系统性工程，规划编制过程中，要围绕医院的重点工作与工程进行目标设定，确保相互之间的层次与重点有机衔接，相互融合。

（1）应充分汲取职工的意见、建议。医院规划事关职工切身利益，让职工积极参与其中，以形成共识，凝聚人心。

（2）对照医院等级建设标准，采用"标杆学习法"，积极向优秀医院学习，找准差距，科学制订具体发展目标，寻求错位突破。

（3）突出技术创新在发展中的关键作用。技术是学科建设的基础，是引领医院发展的核心，要积极实现技术创新突破，使部分医疗技术在本区域范围内确保领先优势。

（4）建立全流程人性化诊疗服务体系。从患者需求出发，对医疗服务涉及的各流程进行人性化再造。

（5）量化关键指标，便于执行考核。相关指标尽可能量化，利于规划任务的分解、执行与考核。

（二）医院发展的战略定位与愿景选择要科学协调

（1）应紧跟国家医药卫生体制改革的总体方向，要契合区域卫生规划和上级卫生主管部门对医院的功能定位。

（2）规划编制需结合医院实际而行。科学制订医院发展目标和发展规模，着重推进内涵式发展，力求在学科上做优、做强，避免脱离实际盲目求大、求快、求全，造成规划的难于执行和形同虚设。

（3）做好区域医疗服务市场的调查分析，找准发展突破点。根据疾病谱变化和人群医疗需求变化，制订差异化的专科发展方向和医疗服务措施，创造新的优势项目，打造医院专科特色和服务亮点。

（4）注重医学人文精神塑造。积极建立以人文精神为牵引的医院运行机制、体制，真正将医疗服务中的人文精神体现在具体的管理、考核评价环节中。

（5）坚持以公益性为主导，突出医院的社会责任担当。

六、 战略规划制订的常见问题与对策

战略规划的实现和操作存在两个先天性的困难。

一是规划是一次性的决策过程，不能预先进行实验。 用一些管理科学理论所建立的模型与决策支持系统，往往得不到管理人员的承认，他们喜欢用自己的经验建立启发式模型，由于一次性的性质难以确定究竟哪种正确。

二是规划导致的变革不能被全员接受。 参加规划的专家多为医院中的管理干部和员工。 由于战略规划要考虑外部的变化，因而要求进行内部的变革以适应外部的变化，这种变革又往往是部分员工不欢迎的，有可能在实行这种战略规划时持反对态度。

为了执行好战略规划，应当做到以下3个方面。

（一）做好思想动员

让医院干部职工了解战略规划的意义，加入战略规划的实施。 对于一些大医院，战略规划的新思想往往应当和医院的文化的形式符合，规划一旦制订，就不要轻易改动。

（二）连续的动态管理

不断进行"评价与控制"，一个好的战略管理应当包含以下几个内容：①确立运营原则；②确定医院地位；③设立战略目标；④进行评价与控制。这些内容在整个运营过程中是动态和不断修改的。

（三）激励新战略思想

（1）明确战略思想的重要性。 一般来说，医院应当将旧有的管理方式注入新的规划，然后再去追求旧有的方式的改变。 转变思想过程中管理干部起着关键的作用，要特别重视。

（2）奖励创造性的战略思想。 对医院战略思想有贡献的人应给以奖励。

本篇小结

　　战略规划是医院战略管理的中间桥梁，需要对医院自身的定位、愿景和使命有充分的认识与把握，对未来的发展，以及所处的内外部环境全面的衡量。同时，战略规划是实现战略的最优路径组合，也决定着医院今后的发展走向，是战略执行的基础。科学地制订战略规划，需要根据可衡量、可实现等基本准则进行。

第六篇

战略方案与实施
——知行合一
成功者的秘诀是行动

战略制订者的绝大多数时间不应该花费在制订战略上，而应该花费在实施既定战略上。

——亨利·明茨伯格（管理学家，经理角色学派的代表人物）

战略把握方向性，而策略则是具体的动作。策略从属于战略，失去战略指导的策略没有太大的价值；而战略也需要各种策略支持，若没有看准时机，及时出牌，则战略永远只是一种空想。

所以，战略和策略的区别：首先，战略取决于方向，策略取决于时机。其次，战略需要做减法，而策略需要做加法。战略的目的是要在众多的道路中选择一条正确的，然后坚持走下去；而策略则是面对一个特定的目标，选择不同的方向展开进攻，夺取最终胜利。同时，更为重要的是，有了战略，仍需要细化策略，更需要坚决的执行与实施策略。

第一章　开篇案例:医院发展战略实施方案——战略规划下的职能部门战略

2011 年 3 月，医院领导班子制订了"十二五"发展战略规划，明确了医院发展的八大战略，运用职能战略具化了职能战略方案，以促进学科业务实施发展，实现竞争优势和业绩持续提高。

一、 名医、名院战略实施

（一）医院差异化战略

医院差异化战略重点打造强势特色专科，引领医疗市场。 差异化战略旨在提供差异化的医疗和服务，在行业范围内形成独特优势。

1. **常见病差异化战略**　在常见病、多发病方面引入其他医院未开展的新技术项目，通过竞争，驱动学科发展。 通过构建创伤急救、心血管、呼吸、消化、内分泌、骨科、神经内外科、普外科、泌尿外科、妇产科、皮肤及康复等诊疗中心，使常见病、多发病技术诊疗方面扩大差异，提高诊疗水平。

2. **大病及技术高端市场战略**　在大病、重病中引入高精尖技术、诊疗设备，形成一批高水平的诊治中心，通过疑难重症治疗水平提升，在技术高端市场中形成吸引力。 其中包括创伤急救、腔道微创、脑卒中防治、心血管介入、神经外科、脊柱微创、皮肤美容、无痛项目等。 未来还要开展糖尿病外科、肿瘤放疗、器官移植及干细胞移植等。

（二）集中战略

集中战略也称目标聚集战略，是把有限的资源优先、集中地投入在某些领域，以获得战略优势。

集中战略要解决医院如何使用这些有限资金，是平均分散投资，还是优先向几个中心投资的问题。

根据医院五年战略目标及战略分析结果，医院在未来五年里优先集中投入建设 3~5 个在上海市有影响力、专科特色突出的医学中心和科教研基地，在上海处于领先水平，带动全院发展。 医院将有限的资金投入在有重点项目及有发展潜力的项目上，打造医院核心竞争力，提高医院品牌及整体的运营能力。 医院进入良性发展循环，学科建设跨越式发展，达到三级医院评审标准（图 6-1-1）。

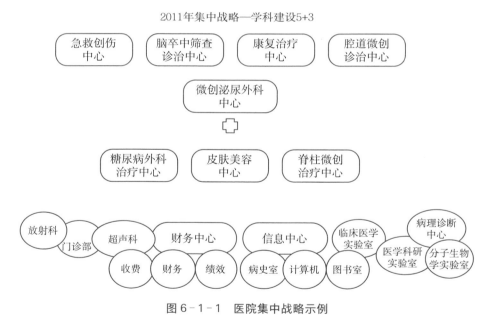

图 6-1-1　医院集中战略示例

（三）人才战略

学科带头人是保障名医、名院战略能够实施的基础，必须通过多条渠道来保证人才可出、可用、可引、可留。 只有拥有一批高端的人才，才能支持名医、名院战略的实施。 具体措施如下。

1. 专家培育 评审医院人才奖，发现人才，搭建平台；建设学习型组织，支持国内、国外进修。

2. 专家引进 在较弱的科室引入学科带头人，迅速把科室做强。

3. 专家的成才和使用 将专家的培养与新闻宣传、媒体专题讲座、杂志报刊介绍结合，给机会、给舞台展现；给予人才评奖等政策支持；给予设备和相关部门的协作支持；依据职称评审相关规定优先评选教授、研究生导师；举办市级与国家级的专题及学术交流会。

4. 留住专家 提高薪酬待遇、给予成长的空间、建设医院优雅的环境、改善员工食堂、筹建专家楼、建立和谐的医院团队。

（四）重点客户战略

加强体检工作，建立健康管理中心，使医疗市场前移；加强干保工作，建立绿色通道，增加医院的美誉度；与更多三级医院签署友好合作协议，实行转诊制度。

二、 医院管理战略实施

（一）管理系统建立

1. **完善院、科两级管理机制** 完善院、科两级管理框架及以科室为责任中心的组织结构；科室建立五年战略规划，并以创建三级医院为目标进行目标管理和过程管理，实施过程控制和检查考核；实行院、科两级经营与成本核算。

2. **完善科室内部管理** 科室完善带组医师负责制的治疗组管理；科室完善各种质控 QC 小组及绩效核算小组。

3. **建立日常管理的 PDCA 循环，医院和科室持续改善** 科室建立治疗组考核评价制度，对带组医师进行考核；医院建立质控、运营及学科建设咨询会制度，对问题提出解决方案，使科室和医院持续、快速改善。

4. **医院结构调整** 建立一批医院特色中心和科教研基地；建立医疗服务质量控制体系；建立优质服务部及品牌市场运营部；构建新的门、急诊一贯式服务结构。

5. 综合目标管理　各科都建立以科室为责任中心的综合目标管理，建立和完善科室的长远战略规划，通过目标管理的过程管理，实施过程控制、检查考核及绩效管理。

（二）管理沟通平台建立（自下而上）

建立行政查房、医院质控咨询会、科主任例会、医院交班会及院周会五种常规的科室解决问题的沟通平台，强化提高决策效能、信息反馈效能和执行效能。

建立健全医院的其他沟通平台，如党政联席会、总值班交班会、党政行政查房会、医院经营分析咨询会、医院周会信息反馈、医院三级评审咨询会、科室早会、晚交班、科室考核评价沟通会、科主任大查房、职工代表会、表彰总结大会、OA 系统、意见箱、院长信箱等。

建立科室小组活动平台，成立医疗质量及安全、护理、临床路径及单病种、药事管理、院感控制、医保、精神文明、临床用血、设备管理、生产安全、医疗服务及流程、环境卫生等 QC 小组，定职责任务、定人员、定活动时间及定时提出报告和意见。

（三）人力资源管理

1. 完善医院招聘系统　每个岗位及人员进入都要走招聘程序；完善医院培训系统，入职培训、岗中培训、进修培训；完善医院考核系统，提升能力；完善和调整薪酬系统。

2. 完善绩效机制　科室奖金系数相对固定；个人奖金部分与工作量直接挂钩；提高夜班值班费及岗位（职位）津贴；科主任、护士长奖金由医院直接发放；每季度在医院质控考核基础上发放"金苹果奖"；年末在科主任目标考核基础上发放"院长奖"。

（四）学习型组织的建立

要树立先进的学习理念，倡导终身学习精神，加强创新型、复合型人才的培育是创建学习型医院的目标，形成科学、合理的培训网络，是实现目标的重要途径；完善学习目标体系，构筑共同学习愿景；改善学习条件，优化学习环境；着眼于医护职工及管理团队的全面发展，丰富学习内容；建立互动式学习模式，不断提高医院、科室、个人的学习力，不断创新、快乐地工作和学习。

（五）标杆管理

1. 六大标杆　科室管理标杆、医院服务建设标杆、创三级医院学科建设标杆、医院科室特色建设标杆、医疗服务质量控制标杆、科室学习型组织建设标杆。

2. 业务实施　建立医院标杆组，由院领导挂帅成立标杆推进小组，制订标杆标准、活动时间、考核内容、评价标准和活动计划内容，进行时间把控和最后效果评价。

（六）优秀、记功标杆

完善医院优秀、记功等评选标准及方法，加大获奖人员的宣传及奖励力度，以此来激励职工奋发向上。

建立优质服务标杆，如优秀、标兵护士特别奖项和星级护理站，以此来激励为护理事业兢兢业业工作的白衣天使。

（七）专题研讨会管理

1. 学科建设研讨会　创三级医院学科建设的研讨会。

2. 医疗质量分析研讨会　分析医院医疗质量的隐患、问题，并进行控制，找出改善的办法。

3. 经营分析专题研讨会　分析全院和各科的目标任务完成情况、经营状况，来帮助科室和医院提高经营能力。

（八）医院团队建设管理

1. 合理建议制度　将合理建议制度化、规范化。结合医院质控咨询会，设立合理建议及反馈制度，且每季度总结一次，并在年终进行表彰。

2. 主题演讲会　举办如"我与中心医院""神圣使命""医院文化""创三级论坛""我为医院增光彩"等主题演讲会。

3. 联谊会　利用重大节庆举办面向关系体、家属及员工的联谊活动。

4. **知识竞赛**　医院内部论坛，把医院培养成学习型组织。

5. **技能竞赛**　针对管理中需强化的环节，通过技能竞赛来提升技能。

6. **体育竞赛**　举办员工体质锻炼活动及体育比赛，丰富员工业余生活，增进员工感情。

7. **集体旅游**　增强员工凝聚力，陶冶员工情操，增进工作热情，提升团队效率。

8. **拓展训练**　改善员工心智模式，超越自我，挑战潜能，激发团队勇于克服困难，增加团队凝聚力。

9. **全员培训**　针对性开展全员综合素质培训，树立全员的医院品牌及质量意识。全员培训应形成制度，每个月至少应有一次全员综合知识培训。培训内容涉及：管理理念、管理技巧、服务理念、沟通技巧、礼仪知识、市场意识、成功激励及医院文化等。业务培训更是应经常进行，培训形式也可多样化，如讲座、研讨及论坛等。

10. **员工关怀**　员工生日关怀、节日关怀，如护士节、妇女节、青年节、元旦及春节等。员工家属关怀，如新年前召开员工家属座谈会，获得家属对医院员工的支持和理解。

三、 质量服务战略实施

（一）质量管理的基本指导思想

（1）强调质量第一。

（2）强调用户至上。

（3）预防为主。

（4）强调用数据说话。

（5）突出人的积极因素。

（6）按照 PDCA 循环办事：PDCA 循环实施的 4 个阶段 8 个步骤：找问题→找原因→确定目标→制订计划→实施执行→控制检查→巩固成果→处理遗

留问题（图6-1-2）。

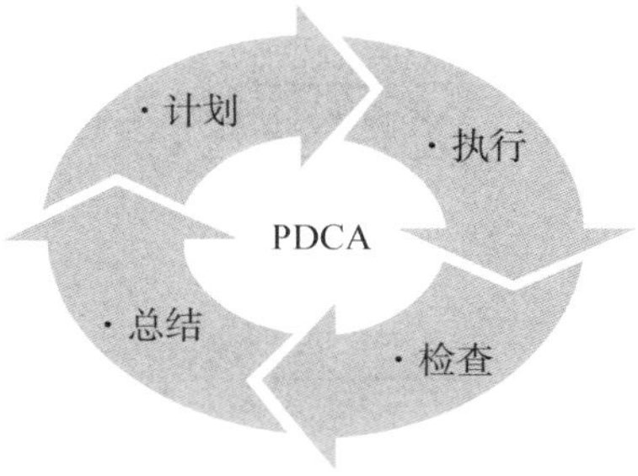

（二）医院质量管理的原则

（1）顾客第一（可分为内部顾客和外部顾客）。

（2）全员参与。

（3）过程管理原则。

（4）持续质量改进。

（5）数据化原则。

（6）系统性原则。

图6-1-2　PDCA循环

（三）医疗质量目标

医疗质量目标是理想的管理结果，需要在全院医务人员的工作中牢固树立质量标准理念。

1. **安全性目标**　医院要保证患者就医安全，应着力避免出现医疗伤害，把医疗风险降低到最小程度。

2. **有效性目标**　医院所提供的医疗服务应是患者所希望得到的，患者所得到的治疗应该能够产生满意的效果。

3. **适宜性目标**　中心医院医疗服务的提供应遵循"为患者提供适宜、正确的治疗方法"的基本原则。

4. **效率性目标**　医疗服务应保证患者以合理的投入产生最大的健康方面的收益。

5. **公平性目标**　医疗服务应基于患者的需求，而不因地理、地位、收入、种族、年龄和性别的差异而不同。

6. **以患者为中心目标**　应向患者提供条件和机会，使其参与到医疗组织的医疗计划、质量监测和质量评价体系中，形成动态反馈机制。患者的参与可促进医疗服务达到患者对医疗质量的期望值。

（四）质控工作流程图

质控工作流程图如图6-1-3所示。

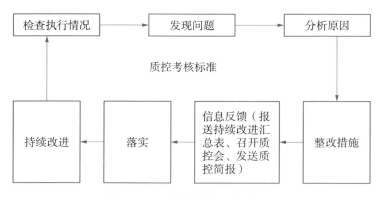

图 6-1-3　医院质控工作流程图

（五）医疗质量控制流程

医疗质量控制流程图如图 6-1-4 所示。

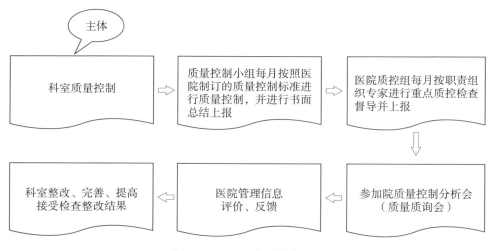

图 6-1-4　医院质控流程图

（六）医疗质量管理关键点

医疗质量管理关键点如图 6-1-5 所示。

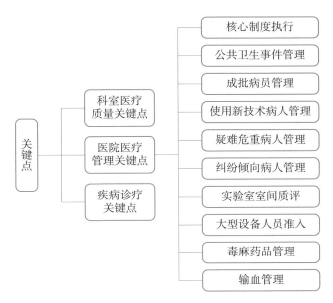

图 6-1-5　医疗质量管理关键点

（七）构建和谐医患关系

构建和谐医患关系包括加强医患沟通、提高医疗质量、转变服务理念、强化法制管理、规范医疗行为、加强医德建设、保障医疗安全。其中医患沟通是基础，服务理念转变是核心。

医患沟通包括了时间和内容两个方面的沟通，沟通时间选择在患者入院前、入院时、出院时、出院后及病情变化时和住院期间及时沟通。沟通内容包括诊疗方案、诊疗过程和机体状态的评估。

医患沟通还与医生个人修养相关。医生的外观和服饰会影响交谈成功与否，医生衣着整洁，佩戴写有姓名和职务的胸牌，表明对病人及对医生职业的尊重。医生的肢体语言和行为举止也是医患关系质量的决定因素之一，充满同情的注视、默默地倾听、将手放在病人的肩头，使病人感到医生对病人痛苦的真切情感。医生必须花时间向患者家人说明病人的诊断、治疗方案和预后。

（八）医疗差错事故防范

医疗差错事故防范如图 6-1-6 所示。

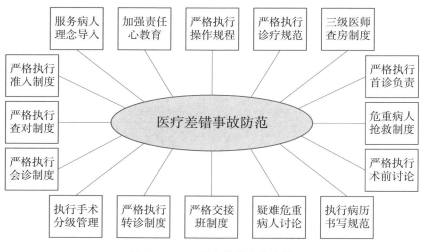

图 6-1-6 医疗差错事故防范

四、 医院品牌战略实施

（一）品牌理念与定位

医院品牌理念（含医院名称）是品牌的核心，代表品牌的特征，是医院的价值观、宗旨和精神。

医院名称定位：突出地域优势，辐射全国，简洁明了，易记上口，吸引人才投奔。

医院品牌定位：打造医院在技术、人才、医疗质量服务、咨询、预防保健等方面都表现卓越的专家。拥有病人需要、市场认可的技术专家。使专家团队知名度高、认知度高及忠诚度高。

（二）品牌推广

医院的品牌塑造和营销推广就是利用各种媒介手段，使目标客户对南汇中心医院形成良好的理性认同，逐步从欣赏到信任，直至最终实现购买行为，即到南汇中心医院就医。这期间需要传播大量的信息，多方位、多角度包围目标受众，帮助他们去除种种顾虑，并下决心选择。

1．借用和共享复旦及华山的品牌　打造知名的科室品牌，瞄准全国及上海市最前沿的医院的技术、专家、设备、规模、服务质量作为标杆，制订重点科室及目标，三到五年赶上和超越，成为知名的品牌医院。将首批列入打造知名品牌的科室为医院第一批重点科室。

强化医院品牌，提升医院品牌，使中心医院更具有影响力。与复旦大学及华山医院合作，借用和共享复旦及华山的品牌，共享专家、技术，成为教学医院及附属医院。带教本科的基础及临床教学，使我院的专家可成为教授及研究生导师，从而更具有影响力和感召力。

定期召开全市及全国医疗业务和卫生管理的学术交流会，展示我院各学科的特色技术、专家设备。通过对专家、技术的介绍，可使其他医疗机构更方便地送患者到我院，而不出浦东。增加相互了解，可探讨合作意向，专家指导和技术交流。可选派医生来我院进修学习（解决我院人手少的问题），同时建立网络。扩大在全市的影响力。促进我院新技术的开展，了解需求，加速我院人才队伍的成长。通过技术交流大会，开展新闻媒体宣传，进一步扩大影响。

2．拟定品牌推广策略　主要有各种综合学术交流研讨促销策略；院科二级宣传促销策略；就诊卡、体检卡促销策略；上海及浦东报纸、杂志、广播、及电视专题片促销策略；公交车出租车促销策略；医院网站及网络渠道促销策略；节庆公益活动促销策略；重大事件新闻宣传促销策略；现场技术观摩演示促销策略。

医院品牌宣传促销形式包括路牌广告；车体广告；电视专题与健康栏目；报刊宣传；医院文化手册；医院名片、科室名片简介和医院中心简介；CIS-VI理念、行为、视觉系统（全院标识）；服务热线；医院医疗新闻采集（2件/月）。

（三）品牌识别与系统导入

通过 CIS-VI，导入品牌识别系统。提高医院的核心竞争能力，打造医院品牌的同时，提高竞争力形成品牌竞争系统。

通过视觉、听觉、触觉、感觉上的比较与沟通，获得病人信任。具体形式包括展架制作：医院和科室简介；介绍专家、技术、设备、服务质量、环境及价格等。各种宣传资料和活页制作：产品的宣传和比较；医院和各科室特色专题短片；医生的认真检查和高超治疗技术及优良的服务态度的展示，耐心的咨询和说服的展示与沟通；环境和氛围的打造；去除网络或外围不利医院的信息与宣传（图6-1-7）。

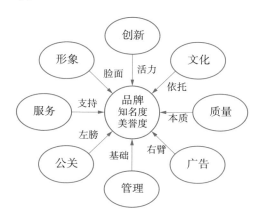

图6-1-7   战略中的品牌系统推广模型

五、 医院文化战略实施

1. 医院文化手册   医院文化是凝聚整个组织实现共同目标的准则，是价值观理念系统，是全体医护人员的行为标准，是医院的行动令和禁止令，是医院倡导的医院人精神和医院精神。"医院文化手册"只有渗透到人们的意识中，导致并产生了行为才会发挥巨大的作用，形成医院的风格和风气，否则就只是口号。

"医院文化手册"导入，全员认真组织学习、讨论，并组织考核，知道什么该做和不该做。新入职员工上岗前的培训中必须学习和考核员工手册中的重要内容，不达标不准上岗。对违反员工手册价值观和行为规范的人和事要批评，遵守好的要表扬，形成医院良好的风气。组织各种活动，强化人们的理念意识和行为规范。

开展学习"医院文化手册"活动，如组织专题讲座、比赛，开展知识竞赛和演讲比赛。

2. 医院制度建设　医院文化倡导的价值观必须通过医院的制度建设来体现，医院在遇到问题时，就必须不断地整章建制，完善各项规章制度，统一价值观理念，遵循行为规范。

3. 医院形象设计系统（CIS‐VI）　建立医院文化的识别系统（VI），将医院的基本理念外化成具体的符号，推介给公众，形成一种持久、深刻的"视觉效应"，以打造医院特有的品牌。通过形象设计，重塑医院的理念和文化，提高医院的服务质量，提升医院的医疗技术水平，把医院硬件与软件有效结合起来。

4. 医院和科室的团队建设　医院文化导入的最终结果是建设医院和科室优秀的团队、能打硬仗的团队，完成医院下达的各项目标。

（1）团队建设的内容：团队领导与领导力、团队目标管理、团队激励、团队沟通、团队管理、团队 EQ、团队冲突与压力处理、团队成员职业生涯规划、团队信任指数。

（2）建医院团队标杆：塑造团队标杆，感受和体验到标杆团队的氛围和力量，可以学习、观摩和参与活动，使全院统一在高效、一致、严谨、和谐的环境中，快乐地工作学习。

六、 科教人才战略实施

以发展转化医学研究为重点，跟踪国内外基础研究的进展，并快速将其转化为临床应用（图6‐1‐8）。

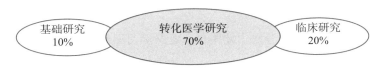

图6‐1‐8　科研中心定位

1. **研究方向**   以实验动物为研究平台，以转化医学为研究特色；侧重于高发病的预防和治疗的相关研究；高发性慢性病外科新术式的设计和机制探讨；新型治疗手段的研究，包括干细胞和基因治疗等。

2. **重点研究领域**   包括脑血管疾病，如颈动脉外科相关研究、脑缺血保护相关研究；糖尿病和肥胖，如糖尿病相关研究、内分泌外科相关研究；心血管疾病，如心肌梗死干细胞治疗、心衰的综合治疗研究；肿瘤学研究。图 6‒1‒9 为实验中心组成。

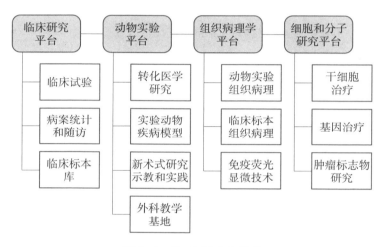

图 6‒1‒9   实验中心组成

3. **人才工程**   医院导入"科学用人、业绩识人、环境留人、因材育人"的用人理念。做到能者上，庸者下，平者让。不断强化内部用人机制，为每一位员工创造发展机遇。根据员工个体不同，设计员工职业生涯规划，针对性培养员工，把合适的人放在合适的岗位上，发挥员工的最大潜能，做到情意留人、事业留人、发展留人、待遇留人、品牌留人及文化留人。

医院未来发展的关键问题就是人才问题，医院人才梯队建设、人才的迅速成长有以下通道：自己培养是主要路径，建立学习型组织，老专家带新同事；走出去，请进来，建立与华山及特色医院的常规交流机制，选送优秀的人员去进修、学习、轮训，常规邀请专家来院工作指导、讲课、传帮带；建立与中国台湾及国外医院的长期固定合作，选派优秀医护员工出去进修；引入最优秀的学科带头人。请华山医院学科带头人来我院带团队；引进有实力、人品好、有发展的年轻医护工作人员；招聘更多的硕士以上学历的毕业生；尽快成为复旦大学附属医院或教学医院，使我院有较多教授头衔，让医护职工快速成名成家。

七、 信息数字化战略实施

信息数字化战略实施如图 6-1-10、6-1-11、6-1-12、6-1-13、6-1-14、6-1-15 所示。

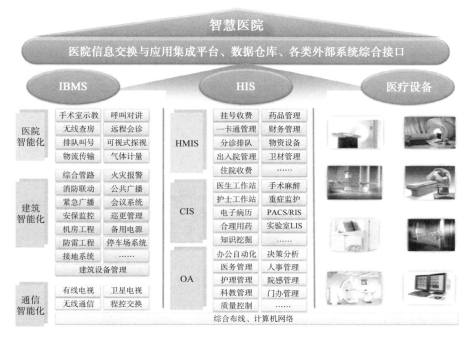

图 6-1-10　智慧医院模式图

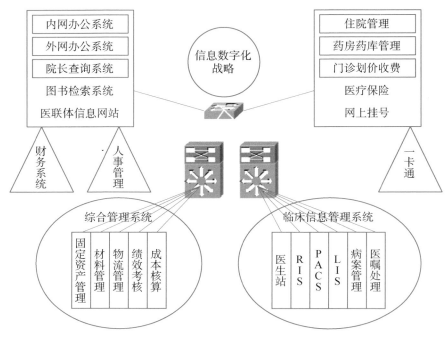

图 6‑1‑11　信息数字化战略图

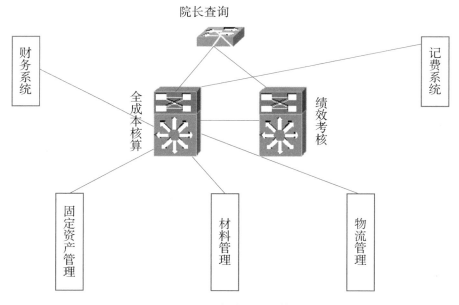

图 6‑1‑12　信息数字化战略图

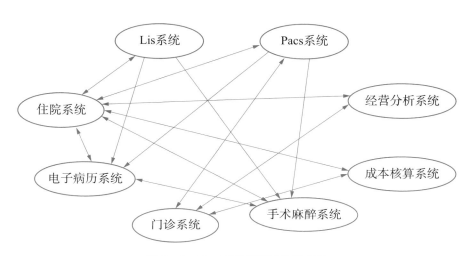

图 6‑1‑13　医疗管理工作站系统

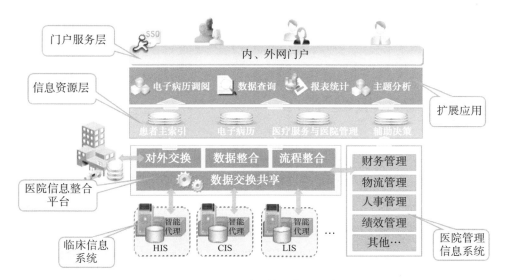

图 6‑1‑14　外网管理办公系统

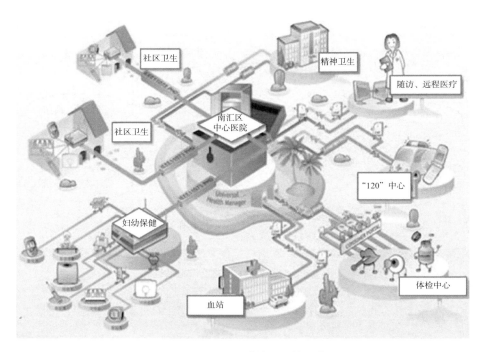

图 6 - 1 - 15　医院社区网络系统

八、 医疗联合体战略实施

上海市浦东医院所处的浦东南部，位于上海市最边缘的远郊地区，城乡二元结构明显，医疗资源分布不均"北多南少"，区域内基层医疗机构及卫生人员的诊治能力相对较低，导致南部地区居民在就近享有优质医疗服务、便捷就医的愿景与需求上难以得到满足，延误病情。 基于此医疗现状，浦东医院作为承担浦东南部区域近 150 万人口医疗服务功能的区域医疗中心，2012 年首创以浦东医院为中心，与区域内 11 家社区卫生服务中心以"协议形式" 成立业务紧密型的医疗卫生协同发展网（以下简称医协网）的新型医联体模式。 由上海市浦东医院作为牵头单位，联合惠南、祝桥、大团等多家社区服务中心成立惠南医疗联合体理事会，负责医联体的总体发展规划、资源统筹调配、分级诊疗建设等重大事项的决策。

构建以区域为基础，以管理为纽带，以机制为保障的区域医疗联合体。 联合体内统一运行管理、统一资源共享、双向转诊有序就医、统一资源调配。 联合体内实行医保总额预付管理，由社区守前门、区域中心守后门，实现医院与社区的互联互通、上下转诊、费用管控管理。（图 6 - 1 - 16）

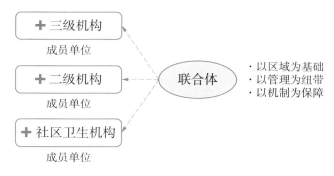

图 6 - 1 - 16　区域医疗联合体模式

2015 年 11 月，浦东医院首创"全科统筹门诊"，该门诊由周边社区的 40 名全科医师在浦东医院轮流独立执业，开展全科专科协同诊疗的预约服务新模式，实现全科医师和专科医师无缝隙对接。

2017 年，浦东医院院长获得"推进医改，服务百姓健康" 全国十大新闻人物。

2018 年，浦东医院医协网获得首届上海市医改"十大创新服务举措"。

2019 年 4 月" 全科统筹门诊—全程管理，健康一统到底"获得上海市新一轮改善医疗服务行动——创新医疗服务品牌。

第二章 战略方案

一、战略方案的概念

（一）战略方案的概念

医院核心竞争力是在医疗市场中取得竞争优势的关键。 战略管理最重要的原则是通过资源的积累和配置来获得竞争优势。 每一家医院有着不同的发展道路，而医院战略之所以丰富多彩，是源于不同战略组合的多样性，而战略实施的具体措施，就是战略方案。

战略方案是指根据战略环境分析的结果，为实现战略目标而采取的弥补现实能力与目标之间差距的行动计划。 战略方案的选择是关系到如何具体落实战略，那么根据统筹兼顾的原则，一般而言，要制订 3 种以上的备选方案，并制订评估标准，对备选方案评估，选出相对最优的方案来实施战略。 那么，如何选择战略方案，战略方案的设计流程是什么？

（二）战略方案的设计

战略方案的设计要本着简明扼要的原则，明确而有弹性。 因为它是为了实现战略目标、解决重大问题所拟定的多种可行性的方案。 因此，至少有 3 个方面的设计原则：首先，要对战略目标设计多种可行方案供医院领导研究和选择；其次，要对医院需要解决的重大运营问题设计战略方案；再次，对设计的战略方案应进行论证和分析，包括主要特点和不足，同时按照利多弊少的原则提出建议。

（三）战略方案的设计流程

医院战略方案设计流程，如图 6 - 2 - 1 所示。

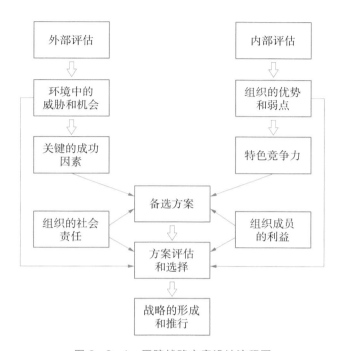

图 6 - 2 - 1　医院战略方案设计流程图

二、 战略方案的类型

成本领先、差异化及市场集中性战略是迈克尔·波特提出的 3 种基本竞争导向战略。 按照这种模式，结合中国当前医院的现状，可供选择的竞争战略分别是服务提升、综合医院和特色经营的竞争发展路径。

（一）成本领先战略（服务提升战略）

实施这一战略要求医院努力降低成本，以更低的成本提供同质化的医疗服务。 众所周知，医疗卫生行业实行价格管制，相同的服务价格，成本低于竞争对手可以使医院处于"低成本、高收益"的循环中；成本低于竞争对手，医院形成低成本优势，这往往是潜在进入者的进入壁垒；同时，实施成本领先战略有利于从全行业控制医疗成本，合理配置与使用卫生资源。 医院成本领先战略可通过以下几个方面来实现： 建立高效、系统的成本管理体系，在医院内部开展管理创新活动，以技术创新推动成本降低，提高内部资源有效合理配置；建立有效的物流价值链管理体系，通过规模经济降低成本。

（二）差异化战略（综合发展战略）

医疗服务关系患者的健康与生命安全，具有很高的标准化程度，医院实行差异化战略的空间比较小。 因此，在医疗服务市场中，差异化战略要求医院要有相对于竞争对手更好的医疗质量、医疗服务及医疗技术，以获得患者的认可，进而获得竞争优势。

可以说，医疗技术、服务与运营模式是实施差异化的利器，医院必须明确差异化选择，同时注意，差异化是一个动态的过程，医院实施差异化战略应充分把握患者需求，注重医疗质量管理和患者安全。

（三）目标聚焦战略（特色经营战略）

目标聚焦化战略是指医院集中有限的优质资源主攻某些专业学科或专病，以取得竞争优势，它可以看作集中性战略在医院管理方面的运用。 通过面向特定的患者群体，提供专科、专病的特色医疗服务，形成在细分市场上的竞争优势。 医院由于集中精力于某一医疗细分市场，需要的投资相对较少，因此，这一战略多为新进入者或专科医院所采用。

实际上，医院发展战略不是简单的几个战略方案类型就可以阐述或归类的，它需要运用多种战略分析方法，关注外部环境的变化，如社会环境、上级政策、医疗新技术发展等，关注内部条件如组织和人力资源状况、历史沿革、医院文化等，是综合判断而形成的。

第三章　战略实施

一、 战略实施的必要性

一旦战略目标制订，战略方案选择明确后，则需要执行。 只有执行，才能达成战略目标。 医院在确定战略目标后，如何将战略目标转化为实际行动，确保战略目标的实现，是医院必须关注的问题。 因此，规划的实施应重点关注规划中的关键要素和关键环节。 战略方案选定后，如果没有很好地执行和实施，将会对医院未来的发展产生严重的影响。

战略实施是指为实现医院战略目标而实施的战略行动。 战略实施是一个自上而下的动态管理过程。 这里涉及两层含义，"自上而下"是医院的高层对战略目标达成一致后，向中下层传达，并将工作分解和落实。"动态"即要在"分析—决策—执行—反馈"的管理循环中达成战略目标。

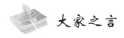 大家之言

有了判断你就要行动，就要坚决执行，否则要战略做什么？

——孙宏斌

二、 战略实施原则

（一）适度合理

战略实施是对战略的创造与执行。 因此在战略实施中，在总体目标及战略实现为前提下，战略的某些内容或目标有所改变是合理的。 之所以这样说是由于在战略实施的过程中，医院面临的情况比较复杂，受到信息、决策时限以及认识能力等因素的限制，以及政策的变动，从而导致对未来的预测准确性不够。 正是医院外部环境及内部条件的变化较大，最初制订的运营战略也不是最优的，在遵循总体目标和战略实现的基础上，医院战略实施要遵循适度的合理性原则。

（二）统一领导

战略实施涉及资源分配、组织架构调整、医院文化软实力建设、信息沟通机制的建立、绩效激励制度等各方面因素，战略需要在医院领导者的统一领导和指挥下实施，才能使医院有效运作，实现战略目标。

（三）权变原则

权变原则要求医院能够识别战略实施中的影响因素，因为战略实施是解决问题的过程。 如果内外环境发生重大的变化，需要医院把原定的战略方案进行重大的调整，并对它做出分析和判断，并适时地调整战略实施方案。

三、 战略实施的类型

战略实施有指挥型、变革型、合作型、文化型及成长型 5 种不同的类型。

（一）指挥型

相对而言；公立医院其组织架构相对集权制，发展环境也相对稳定，能够集中优势资源，能够靠强有力的行政层级来推进战略实施。 该类型的不足是战略制订者与执行者分开，即领导者制订战略，执行者负责执行战略，由于执行层缺少参与，往往对战略的认知不足，导致实施效果不佳。

（二）变革型

在战略实施中，需要对医院组织机构、信息系统及人事管理进行变革，甚至对运营管理进行合并，通过调整和变革的方式，找出合适的组织机制、合适的人员结构和恰当的工作流程以及工作模式，包括绩效薪酬分配等，充分调动内部人员的积极性，来提高战略实施的水平。但变革型的模式也会产生次生问题，如变动会导致人心不稳等情况。

（三）合作型

该类型特点是将医院的领导层和执行层相结合，增加战略实施成功的可能性，克服了指挥型和变革型的缺点。但仅强调合作，会导致高层领导者和执行层相互妥协、战略的合理性和预设目标偏离。

（四）文化型

通过运用文化手段，灌输战略思想，建立共同的价值观和行为准则，使职工在共同的文化基础上参与战略实施。这种模式有利于提高组织员工的文化认同感和参与度。但文化塑造的周期较长，在战略实施这种抢抓机遇期和时间的工作中，耗费大量的人力和时间。

（五）成长型

该类型鼓励基层管理人员积极参与战略的制订和实施，为医院的发展而奋斗。它鼓励员工的首创精神、尊重员工的可行性方案。这种类型下的战略实施不是自上而下的推行，而是自下而上，也会存在决策的时效性、及时性不够。

四、医院战略方案实施的特点

（一）结合学科建设与发展

医院的学科建设代表着医院在某一专业技术领域的学术水平和医疗技术服务水平。医院的发展离不开学科的支撑，只有靠学科的崛起，才能促进医院在激烈的市场竞争中取得突破。一所医院要成为一流医院，一般规律是先在少数重点学科领域取得突破，然后再带动其他学科的整体水平。 事实上，世界各大知名医院仅在某个或几个学科上处于世界领头地位。 因此，在学科建设中，每家医院都有必要明确自己的建设重点。

如果医院在资源分配上对所有学科全面投入，齐头并进地搞学科建设，势必造成资源配置分散。 为此，学科建设应该突出重点，对医院重点学科、学科带头人、重点基地等给予优先建设和倾斜。 积极通过做大专科，打造大的学科，进而吸引优秀人才的集聚，提高患者就诊的虹吸效应。 还可以根据医院现有水平有选择地进行二级学科的设置，做大做强专科专病诊治，在细分的医疗市场把握先机。

（二）结合人才的建设与培养

人才是发展的第一要素，医院的发展需要人才的支撑才能完成。 从医院而言，人才队伍建设要做好"引""培"并举。"引"即针对高端医学人才，需要放眼国内外，提前谋划，结合医院的学科建设需要，做足准备工作，及时发现尽早引进。"培"即要突破传统的用人机制，用好用活本土人才，主要需从三个方面入手，一是人才的基础培养，有计划的外派进修培训，二是构建本土人才的培养与激励机制；三是要构建本土人才发挥专长的舞台。

（三）结合管理与技术的创新

当前，医疗新设备、新技术、新方法日新月异，如达芬奇手术机器人、胶囊内镜等层出不穷，医院应及时了解和引用前沿性、可行性的新技术或诊疗新方法，为医院发展创造新的增长点，吸引患者来院就诊。 在当下医保支付改革的背景下，医院还应进行管理工作的创新，在降低医院的运营成本基础上，为患者提供质优价廉的医疗服务。

（四）结合文化软实力建设

构建患者满意的医院一直是公立医院追求的目标，这里涉及医学人文的建设，从医院管理的角度而言，还应把构建职工满意作为目标之一。 员工满意才能提高服务患者的意识，提高为患者服务的人文情怀，从而构建以人文为基础的医院服务品牌。 医院的战略实施须通过人文养成，形成独特的医院服务文化，强化患者对医院品牌的认可，提高医院品牌知名度。

五、 战略实施的支撑——绩效的配套

（一）绩效的内涵

管理学大师彼得·德鲁克曾经说过，所有的组织都必须思考"绩效"是什么？ 事实上，绩效是工作行为与工作结果的结合，医疗服务活动可以通过定性、定量的方法进行衡量，因此医院也需要绩效管理。

因此在战略实施中，以绩效为导向的薪酬激励机制必须紧密地与战略实施相挂钩。 个人的工作目标是完成医院的发展目标，只有两者的目标趋于一致，战略实施才有更好的推进效果。 因此，在战略实施中必须高度重视绩效管理。

（二）绩效管理的方法

1.　绩效标准　绩效标准应立足医院的战略目标，从医院的最高层开始，将组织目标层层分解，落实到部门和个人，确保个人、部门的目标与医院总体战略相一致。 绩效标准是衡量员工是否达到目标的标尺，应符合"SMART"目标原则。

2.　绩效辅导　绩效辅导是绩效管理中的生命线，部门和员工在战略实施的过程中，可能会遇到阻碍，绩效辅导能够给予支持。 绩效辅导是需要时机的，当部门或员工的绩效出现问题时，领导者和管理者要适时进行绩效辅导，注重提升战略执行的能力。

3.　绩效考核　绩效考核是绩效管理中最重要的一个环节，主要是对部门与个人的工作业绩进行考核，要以工作量和工作质量为导向，对各项价值指标进行综合评价，除了工作量等定量指标外，还应包括医疗质量、患者满意度等社会效益指标。

4.　绩效反馈　绩效反馈是考核公正的基础，有利于绩效改进。 绩效反馈在绩效考核结束后实施，在绩效管理中具有重大的作用，通过将适时反馈绩效结果，有助于部门和员工改进执行的工作水平，查漏补缺，最终达到提高绩

效的目的。

5. 绩效改进　绩效改进是绩效管理工作最终的落脚点，认真抓好绩效改进计划的落实，才能达到医院实施绩效管理的最终目的。 对员工的绩效不足和差距进行确认是绩效改进的第一步，明确差距后进行分析，找出原因，为今后提高工作能力和工作绩效奠定基础。

（三）绩效管理的注意事项

绩效管理在战略多变的环境下，应当与医院的整体发展战略相适应。 因此，在绩效管理中，有诸多的注意事项。

1. 明确绩效分配的原则　医院在绩效薪酬分配的过程中要注意缩小差距，体现公平，同时注重按贡献大小分配。 医院对于拥有优秀的学科带头人、重大突出贡献的获得者等要按其作出的重要贡献在分配时适当倾斜，避免"大锅饭"的情况。 同时，还要从医院发展战略目标出发，不仅从效率方面进行薪酬分配，还应考虑质量。 不仅看医疗收入，还需进行成本的核算，考核综合效益。

2. 建立科学的绩效考核体系　绩效考核体系是"双刃剑"，运用好可以激励人才，使用不当会导致适得其反的效果。 因此，科学客观的绩效考核体系需要全面和完整，具有关键考核指标的设置，能够量化考核指标，考核的结果要与绩效薪酬的分配相对应。

3. 患者参与绩效评价　让患者参与医疗护理行为的绩效结果评价，有助于及时发现问题，尽快改进工作。 当前，无论是医院自身的患者满意度调查，还是依托于第三方的患者满意度调查等等，都是患者参与医院绩效评价的具体体现。

第四章　应急战略

一、 应急战略的概念

　　明茨伯格认为战略不是一个经过仔细思考的、向前看的、关于未来意图的表述，称之为应急战略（emergent strategy）。

　　应急战略的最终目标并不明确，其构成要素是在战略的执行过程中逐渐形成的。 这就要求，医院在面临外部环境处于持续动荡或者突然变化的状态下，医院的领导者需要凭借自己敏锐的眼光来捕捉机遇。 众所周知，2019 年，新冠肺炎疫情来袭，给公立医院带来了巨大挑战，是主动应对还是被动应对考验每一家公立医院领导者的智慧与判断。 此种形势下，传统的战略管理无法实施，应急战略的应用成为形势之需。

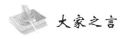 大家之言

　　没有"尽善尽美"的战略决策。人们总要付出代价。对相互矛盾的目标、相互矛盾的观点及相互矛盾的重点，人们总要进行平衡。最佳的战略决策只能是近似合理的，而且总是带有风险的。

——彼得·德鲁克

二、 医院应急战略案例

　　新冠肺炎疫情发生以来，经过全国上下干部群众的共同努力，境内疫情防控工作取得显著成效，但随着全球疫情防控形势变化，又给疫情防控工作带来较大压力。 在这种情况下，医院的外部形势发生了重大转变。 本节内容以复旦大学附属浦东医院（以下简称浦东医院）为例，阐述其在新冠肺炎发生后的大环境下，医院如何进行战略应急。

　　浦东医院作为上海市首批建设的区域医疗中心之一，紧邻浦东国际机场，在新冠疫情发生后面临着双重压力： 一，境内疫情的防控工作；二，境外旅客经浦东机场入境后的医学隔离观察任务。 按照医院原先的"十三五"规划，医院无此方面的战略规划和要求，但面对疫情防控的压力及上级部门给予的充分信任和重要任务，医院及时调整战略重心，形成新冠疫情防控背景下的应急战略。

　　医院在新冠疫情发生后，立足于浦东新区口岸防疫重点工作，时刻调整应急战略方案，围绕疫情防控的 3 个阶段，按照"平战结合"的相关要求，以"平战结合、快速响应"为主线，针对 3 个阶段的重点工作，分时施策，探索了以"区域医疗中心"建设为基础、以"境内防疫"和"口岸防疫"为特色的综合医院医防融合的传染病疫情防控常态化下的应急战略。

（一）"应急响应、内防输入"阶段

　　本阶段呈现突发性、紧迫性、未知性和两面性的特点。 从 2020 年 1 月下旬开始，疫情信息复杂多变，根据危机干预特点，上海市联防联控文件中要求，须做到"四早"，即早发现、早报告、早隔离、早治疗；"四集中"，即集中患者、集中专家、集中资源、集中救治。 医院在管理层须建立"快速响应、积极应对、形成体系、优化流程、完善制度"危机管理体系和干预机制。

（二）"外防输入、内防反弹"阶段

　　从 3 月上旬开始，境外回国人员经空港入沪人数逐步攀升的态势，呈现出来源地、经转地、途经地多且杂、人员数量大且人口特征复杂、疫情防控等健康知识较低、目标地覆盖国内各地区等特点。 此阶段对医院防控工作提出了新

的要求，即在严防境内疫情反弹的情况下，外防输入。根据上海市"入境隔离14 天"等工作要求，医院在维持第一阶段"内防"工作的同时，着手"外防"工作。

（三）"复工复产"和"常态管理"阶段

本阶段主要特点是随着复工复产复学的逐步开始，人口流动的频繁，内防反弹的压力大，根据"医务人员零感染""院内零交叉感染"的底线要求，对医院应对疫情防控常态化的管理工作提出更高标准，此阶段医院须严格防控疫情发生不松懈，服务患者医疗需求复产复医，充分利用"去时空医疗"最大限度减少人流。

三、 应急战略方案的选择

（一）建立应急救治体系，形成快速响应与保障机制

疫情发生后，医院迅速启动应急响应防控机制，建立应急响应的组织保障体系，由院长、书记担任主要负责人，成立医院防控工作领导小组，并设立医院总指挥工作组、医疗救治专家组、危重病例救治专家组、员工关爱与院感防护工作组、疫情管控工作组、后勤保障工作组、培训与宣教工作组、人力资源保障工作组、舆情管理工作组和应急与医疗救援工作组 10 个工作组，分别由分管主要领导担任组长，靠前指挥，实现扁平化管理，通过例会制度保障快速响应工作机制落地。在疫情防控第一阶段，以医院应急救援队队员为主，组成骨干队伍成为医院第一批进驻隔离点的医护队伍，与此同时，以发热门诊、隔离区、隔离点正常运行为目标，全院遴选医护人员，并建立人员库，轮流上岗，在保障一线人员身心健康的基础上，实现人力资源的动态调配。从第二、第三阶段开始，逐步建成平时练兵、战时隔离区实行独立运行的体系，并充分发挥防疫抗疫与复产复医两不误的作用。疫情初期的第一阶段，为保障防疫物资的供应，由院感科、耗材科、品质管理部、人力资源部及采购科等组成了物资保障供应小组，对防疫物资进行精准测算，按日发放，对不足 3 天的物资进行提前预警，以保障物资供应的精细化管理，为疫情防控的长期应对做好物资保障。

（二）建立制度管理体系，规范文件快速落地实施

为及时传达上级文件、诊疗规范，提高对疫情认识与应对水平，快速形成医院应对知识体系，医院 OA 网开设抗疫专栏。专栏内分设上级文件与院内制度，由疫情防控领导小组和总指挥部定期发布有关疫情相关的重要文件及院内执行制度。为促进员工掌握新冠肺炎疫情的知识、防护能力及管理措施，通过医院卓越学院培训平台全员培训测试、现场管理监督，以问题点为导向，及时整改，并完善文件制度，形成 PDCA 的良性持续改进。围绕疫情防控中出现的风险点，通过风险评估，医院制订"隔离区十大安全目标"：高度关注员工安全，医务人员感染零发生；执行院内全员管理，院内交叉感染零发生；正确识别人员身份，着防护服人员零误判；建立有效沟通程序，转运交接过程全闭环；正确识别疾病诊断，确诊病例判断零遗漏；改进生物样品安全，高危样品管理零差错；关注旅客心理健康，网络舆情事件零发生；强化环境安全检查，火灾意外伤害零发生；完善突发事件管理，建立应急快响应通道；关注隔离儿童安全，隔离病毒永不隔离爱。根据十大安全目标，医院境外旅客隔离区建立并完善了管理制度和流程，围绕重点人群，因地制宜，以隔离人员需求为导向，规范人文关怀服务。

（三）建立数据传报系统，构建全闭环管理工作机制

疫情防控第二阶段开始，为应对境外入沪人员逐渐增多的形势，守好上海"东大门"，医院按照浦东新区工作部署，成立浦东医院境外旅客医学隔离观察区，具体承担经浦东机场入境检测有疑似症状旅客的医学隔离观察工作。针对新形势、新特点，医院成立 24 小时疫情防控指挥部。设立数据管理、快进快出组、入院组、出院组、专家组五大工作组，保障与新区防控指挥部、浦东机场及各集中隔离点的无缝对接。为提高信息共享效率，缩短人员信息填报、检查等候时间等，医院根据入院流程、出院流程、生物样本转送流程及药品交接流程等开发信息数据平台，实行发热门诊就诊全流程时间管理追踪，保证发热门诊滞留时间 ≤ 6 小时，留观隔离时间 ≤ 48 小时。通过时间管理，不断优化院内隔离管理流程，提高医学隔离前就诊效率。

（四）建立物理空间体系，构建平战结合空间转换机制

通过境内防疫和境外防输入的具体实践，医院不断调整建筑空间布局，以适应疫情防控工作需要。医院原有发热门诊空间较小，平时预约隔离病房6张，应急时可增加至15张，在疫情防控初期能勉强应对。随着疫情防控第二阶段的开始，医院承担入境人员的医学隔离观察任务，现有空间难以满足需要。同时，作为综合医院，现有建筑布局大多难以满足公共卫生突发事件，特别是经空气、飞沫传播疾病诊治的建筑分区要求。为此，医院第一时间协调，将院区内血站、"120"急救站、医院体检站等区域进行整合，设置医学隔离观察区，与主体院区物理分隔，另设通道。其开设病房可达100间，可以满足"战时"床位的空间布局。医院发热门诊与隔离病房配置有专属CT，实现"挂号、诊断、收费、检查、取药、留观"全闭环管理，做到"六不"出门。在原有发热门诊功能转换为日常发热门诊的同时，单设医学隔离观察区的方式，使医院既能实现"平时"发热病人的管理，也能为在应急状态下批量人员的收治做好"战时"准备。

四、 应急战略方案的实施与思考

在总结医院防控工作的基础上，医院对应急战略进行了工作的梳理和总结，并指导了医院工作的继续执行，同时也为上级部门提供了决策参考。

（1）建立综合医院的传染病疫情防控长效工作机制是应对突发公共卫生事件和境外疫情防控过程中形成的新命题。

医院通过疫情防控三个阶段的管理实践。基于风险管理理念，通过系统分析和PDCA循环的方法，初步构建成应急管理体系、制度管理体系、物资保障体系、数据传报体系和空间物理体系五大系统，在医院防疫过程中发挥了很好的作用。通过体系建设，2020年1月至11月中旬，医院发热门诊诊疗21 496人次，3月至11月中旬境外返沪隔离旅客诊疗3 246人次，筛查出新冠核酸阳性患者143人次，有效实施了闭环管理。

（2）突发公共卫生事件管理需要政府的统一领导指挥。

　　疫情防控实践过程证明，医院对突发性公共卫生事件、重大传染病疫情、不明原因疾病等应急救治水平直接影响到政府对事件的快速处理能力。通过联防联控机制能够充分实现医院与政府间的信息互通，第一时间掌握医院疫情防控现状、资源紧缺状态等，从而为政府在医院资源配备、防护物资调配、检查检验设备配置等方面提供决策依据和参考。

　　（3）公立医院坚持公益性本质属性，把人民群众生命安全放在第一位。

　　医院疫情防控的工作突出了"早发现""快响应"，加强门诊、住院患者"入口关"，及时调整、补充相关"中高风险区域"，快速进行基础设施改建，落实传染病管理"三区两通道"流程，迅速扩大隔离点床位数量、应检尽检、预案制订、风险评估等多种手段，打好境内外防疫阻击战。

　　（4）传染病救治长效工作机制建立须做好顶层设计。

　　医院医务部、防保科、院内感染管理科等平时为医院职能科室，战时三体合一，由应急办统筹，成为医院应急响应指挥中心，构建平战结合医护工勤保安队伍、物资供应队伍、空间物理改造队伍。通过完善信息网络建设，建立传染性疾病和公共突发疫情的预警机制和直接管理、直接报告机制，建立以区域医疗中心为核心的集中收治、隔离机制。政策上，在发挥公立医疗机构的社会公益性的基础上，建立合理的补偿机制。

本篇小结

　　本篇介绍了战略方案的设计、类型与选择。由于不同医院所处的地域不同，社会经济需求不一致，医院在发展战略选择时应在促进区域卫生资源的整体利用效益，同时发挥医院的运营效益，拓展新的医疗市场。同时医院管理与医院发展也有不同之处。对于公立医院而言，战略方案形成要强调公益性导向，结合政府规划和区域特点；战略方案也要有及时应变能力，新冠疫情防控要求公立医院具备有平疫结合能力，形成应变机制与方案。

第七篇

战略控制与反馈

——持之以恒

战略管理的 PDCA

除非战略评价被认真地和系统地实施,也除非战略制订者决意致力于取得好的经营成果,否则一切精力将被用于为昨日辩护,没有人会有时间和精力开拓今天,更不用说去创造明天。

——彼得·德鲁克

　　"知行"是中国传统哲学的重要范畴,《尚书》有"非知之艰,行之惟艰"之说。事实上,管理就是通过实施计划、组织、实施、领导、控制等职能来协调他人的活动,共同实现既定目标的活动过程。

　　在战略分析、战略规划制订、战略方案选择和实施后,很重要的一点就是战略控制和反馈,来保障医院既定的目标与路线不偏离,同时在反馈的过程中积累经验和应对策略,即时或将来调整目标和路线,持续改进。

第一章 开篇案例:医院"十三五"战略控制与反馈

医院战略管理,需要一套强有力的战略控制与反馈系统来为其保驾护航。当在战略实施过程中出现一些如战略方案的局部或整体与所处环境不符的状况时,依靠战略控制就能不断检验、修正、优化原战略方案,并通过定期的战略反馈使管理者能直观地获取每月、每季度及每年的医院运营信息,并能做到实时动态调整,使医院发展轨迹不偏离目标,从根本上保证战略落地。

上海市浦东医院(原南汇区中心医院)的战略控制分为了两个阶段,在2011—2015年"十二五"期间,医院启动科主任目标管理作为主要战略控制手段,加强科室运营管理,落实科室目标责任制,进行动态考核,为医院实现中长期战略目标管理奠定了基础;医院在2016—2020年"十三五"期间,开始深入实践卓越绩效管理模式,在科主任目标考核的基础上,有效地运用平衡计分卡等战略管理工具全面进行战略控制,完成了目标的层级分解、指标的递进考核、效果的对标改进等一系列控制过程。 全院上下统一思想、凝心聚力,短短5年时间将抽象的战略控制变成了具体的操作控制,最终保证了医院战略目标的实现,并在将来战略控制的持续改进中,继续践行由"1"到"100"的升华。医院战略控制与反馈模式如图7-1-1所示。

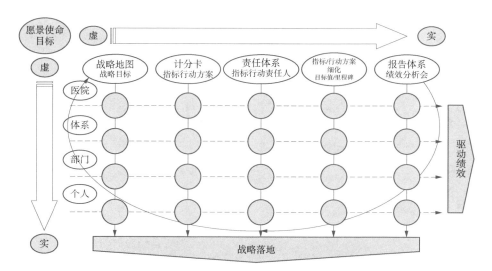

图 7‐1‐1　医院战略控制与反馈模式图

一、　明晰医院战略和绘制战略地图

2015 年 10 月，浦东医院在"十二五"战略成果的基础上乘胜追击，以战略为导向，成立战略与运营管理委员会，结合 SWOT 分析及波特五力分析部署，确定了名医名科、品质安全、科技创新、国际发展、医疗协同及智慧医疗等医院"十三五"发展六大战略主题。

在医院"十三五"规划中，医院愿景得到了提升，重点布局和核心任务进一步明晰。对医院而言，财务维度是医院得以维持经营的根本保证，而要保持经济增长，实现收支盈余，医院必须以患者为中心，不断提高患者与市场的满意度；为了更好地满足顾客的价值主张，医院必须加强自身建设。一方面，集中力量大力发展学科建设，引领特色专科和优势技术，吸引优质病人慕名来院。另一方面，优化就医环节，完善医疗服务流程，构建医院全面质量管理体系，开展全方位、多维度质量管理；而医院运营流程与效率的不断改进最终取决于员工的学习与成长，只有学习和创新才能为医院长足发展带来不竭的动力。这 4 个维度因果驱动关系，确定了浦东医院的整体战略主题与各科发展的战略主题。

　　站在浦东医院运营角度来看，"十三五"期间，财务维度的战略主题为控制患者的医疗成本与医院的运营成本，增加医院有效收入；顾客维度的战略主题为提高患者满意度和忠诚度，完成政府指令性任务等；流程维度的战略主题为以"改善患者就医体验"为导向的医院质量服务体系，如品质安全战略，促进全院信息化建设均衡发展，提升临床信息应用水平，满足医疗改革需求，如智慧医疗战略；学习成长维度战略主题为引培并举，加强科技创新与人才培养的结合，提高学科建设与发展水平，如名医名科战略。 基于上述战略因果连接关系，医院成功绘制出"十三五"战略地图（图7-1-2），并将4个维度聚焦的战略目标，对照"上海市三级综合医院评审标准"进行年度目标任务分解，细化达标分值和责任科室。

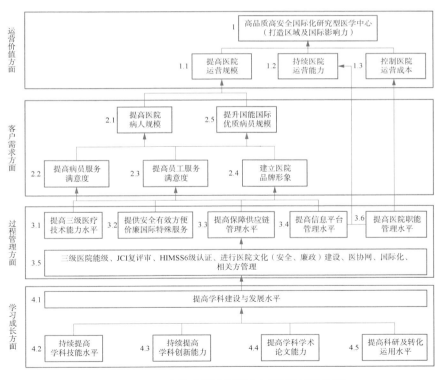

图7-1-2　上海市浦东医院"十三五"战略地图

二、 关键绩效指标的提炼与分解

有了先前"十二五"战略规划的导入实施，医院管理者驾轻就熟，以"十三五"战略地图为导向，对照"三级综合医院评审标准实施细则"，提炼形成医院平衡计分卡关键绩效指标。 同时，根据《GB/T19580 卓越绩效评价准则》，因时制宜、因地制宜制订"上海市浦东医院卓越绩效管理办法"，成立卓越绩效领导小组，领导小组下设工作小组，将医院的战略达成关键绩效指标分解至各临床医技及职能科室，形成科室管理目标指标库，临床医技及职能科室作为科室卓越绩效管理组织，进一步结合科主任目标按年度进行员工层面的目标分解，组成目标分解示意图如下（图 7‑1‑3）。

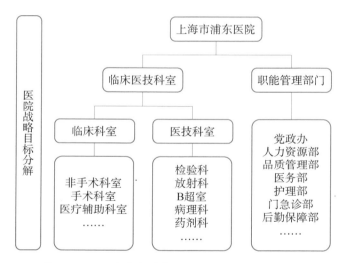

图 7‑1‑3   上海市浦东医院战略目标分解示意图

目标的层级分解本是战略执行中理所当然、顺理成章的事情，医院却在当时指标认领过程中遭遇了一些不和谐的声音，原以为经历了"十二五"的"万事开头难"，接下来的"十三五"本应是全院思想上达成共识、行动上统一步伐的过程，因此，这种情况是医院管理层始料未及的，后经卓越绩效工作组了解到，主要原因是部分员工觉得"十三五"创三目标遥不可及，对未来五年的战略执行充满了畏难情绪，由此产生了消极意志。

有志者事竟成，无志者事难成，这怎么能行？ 医院领导班子不敢怠慢，也更加坚定了全面绩效考核与奖惩分配的决心，因为只有全院上下形成一个利益共享的有机整体，从上至下每位员工才会很自然地形成合力，向着共同的目标努力奋进。 为此，医院卓越绩效工作小组组织从管理干部层、医护层及患者层等进行了一系列的访谈和研讨，全面了解医院顾客群体的内心需求与真实想法，收集梳理切实可行的意见与建议，同时由卓越绩效领导小组牵头，短期内召开全院动员大会，和与会代表进行了充分的双向沟通交流，从思想上基本达成了一致。 果然，经过后期医院卓越绩效管理模式的推行实践，医院的精神面貌发生很大改变，不和谐的声音消失了，取而代之的是大家都积极主动在做事、在学习、在提升自己，在向着创三的目标笃行。 所以说，梦想还是要有的，万一实现了呢？

2016 年 1 月，在医院领导班子牵头及卓越绩效管理工作组组织下，历时 3 个月，最终完成全院战略目标从上至下的层层分解，而且在设置目标与指标时，注重上下级之间的协调与各科室之间的配合，避免出现"各人自扫门前雪"的情况，以此推动整体战略发展。

1. 基于平衡计分的科室绩效评估体系　全院各部门以三级综合医院评审标准为抓手，认领提炼院级平衡计分卡的关键绩效指标，形成部门基于平衡计分卡的科室绩效评估指标库（表 7 - 1 - 1、7 - 1 - 2），并确定各衡量周期的具体目标值，同时不断完善优化指标库内容，随医院阶段性发展任务不同，优选优质指标纳入科主任目标管理，与科主任签署科主任年度目标责任书，强化部门执行力。

表 7 - 1 - 1　基于平衡计分卡的临床科室绩效评估指标库

BSC 维度	指标体系说明	指标库选择内容
运营方面	医疗效益	医疗总收入、医疗成本支出、门诊人均费用、住院床日均次费用、药占比、材占比、高值耗材的支出、医保统筹费用、病种的支付率、门诊量、住院量、手术量、三四级手术比、（三级能力）疑难危重病例已开展项目数、（三级能力）关键技术病例已开展项目数、大型设备利用率、床位使用率等指标
	社会效益	医疗应急救助数量；医院社会人文环境、诊疗方便性、医疗适宜度、交通便利性、医院信息化程度、政府指令计划完成情况、学科知名度

BSC 维度	指标体系说明	指标库选择内容
客户方面	从患者及其家属角度评价临床医疗	患者满意度、患者投诉率、医疗纠纷数、治疗效果满意率、医疗赔偿率、人均治疗费用、人均自费耗材费用、费用知情率；医患沟通满意度
流程方面	围绕 JCI 和三级医院标准的，做好安全有效方便价廉医疗服务过程	JCI 病人安全、病史质量、抗菌药物强度、平均住院日、非计划二次手术、安全事件上报数、重大手术审批率、非计划二次手术主动上报漏报例数、抗菌药物强度、临床路径入径率、门诊预约就诊率、绩效药占比、材料占比、专科特色宣传稿数
学习成长	人才培养战略和学科建设战略来定值	"三基"考核合格率、住院医师培训完成率、继续教育达标率、开展新医疗技术项目数量、人均科研经费、人均统计源期刊论文数、年人才培训费，医院 JCI 应知应会知晓合格率、人文服务培训知晓合格率、教学事故发生数、新技术新项目数、人均专利项目数、人均科研论文数、人均科研项目申报数、项目经费预算执行率、项目（含临床试验）验收率

表 7-1-2　基于平衡计分卡的职能科室绩效评估指标库

BSC 维度	指标体系说明	指标库选择内容
价值方面	医院效益	成本支出变动率，预算符合率、节能管理、检查检验占比、基本药物使用占比、门诊均次费住院均次费、人均服务量、人均业务贡献、医保自费药品控制、医保违规情况
	社会效益	医疗应急救助数量；医院社会人文环境、诊疗方便性，医疗适宜度、交通便利性、医院信息化程度、政府指令计划完成情况、学科知名度、应急体系建设、医疗救援演练数
客户方面	从患者及其家属角度评价管理服务	患者满意度、患者有效投诉率、治疗效果满意率、医疗赔偿率、费用知情率
	从临床医技角度评价管理服务	临床医技科室对医院行政管理满意度、职工满意度
	从政府角度评价管理服务	依法执业、专业质控考评、CMI、药占比、材料占比、联合投诉电话、不良执业积分、公众满意度、救护车压床数
流程方面	围绕 JCI 和三级医院标准的，安全有效方便价廉过程管理	JCI 病人安全目标、医院环境安全、临床需求响应时间、设备维护响应时间；院感发生率；护理综合质量、无重大生产安全责任事故

续 表

BSC 维度	指标体系说明	指标库选择内容
学习成长	人才培养战略和学科建设战略来定值	"三基"考核合格率、管理知识培训完成率、继续教育达标率、卓越绩效管理培训率、人文培训率

2. 基于平衡计分卡的员工关键绩效指标 医院领导层认为只有从上至下每位员工对目标都非常清晰，大家才能围绕医院的战略目标、围绕科室的战略目标做事。 为此，在"十三五"期间，医院将年度科主任目标进行了员工层面的进一步目标分解，要求每位员工运用平衡计分卡指导思想，结合个人岗位职责、医院/科室目标任务和客户要求，建立个人岗位平衡计分卡和确定 4 个维度的个人关键绩效指标。

三、 关键绩效指标的考核管理

医院卓越绩效管理基本模式是"以医院战略为导向，360° 风险防控质量管理模式"。 为有效促进医院十三五战略目标达成，医院卓越绩效工作小组综合医院战略管理与风险管理，运用平衡计分卡等工具，进行多维度 360° 绩效评价，定期进行绩效数据收集、部门绩效沟通、组织培训交流；开展月度、季度、半年度、年度卓越绩效考核，撰写考核评估报告，并向领导递交考核结果。

（一）临床科主任目标管理方法

竞争优势的秘密是创新。 医院通过自创卓越指数来评价监督各科室战略执行情况，将价值指标列为成功指数，将非价值指标列为风险指数，建立测算公式：形成卓越指数曲线，用平衡计分卡价值与非价值因素进行量化考核，形成运营管理目标与风险管理目标，纳入科室目标管理，利用每月科主任目标沟通会进行通报比较（图 7 - 1 - 4）。

成功指数：价值维度依据医院总体战略目标进行分解，进行正向 管理评估，以提高目标达成率为评价指标，定义为成功指数（success index），简写"Si"。

风险指数:非价值(影响成功)维度包括:顾客维度,过程管理维度、学习成长维度等,进行反向管理评估,以消除管理风险率 为评价指标,定义为风险指数(risk index),简写"Ri"。

卓越指数:卓越绩效评价指数(performance excellence index),定义为卓越指数(PE),公式为:

$$PE = \frac{Si}{1 + Ri}$$

（PE 卓越指数、Si 成功指数、Ri 风险指数）

式中,PE 值"卓越指数" 与 Si 值"成功指数" 成正比,即成功指数越高,医院战略目标达成率越高; 其与 Ri 值"风险指数" 成反比,即风险指数过高,会牵制战略目标达成,影响医院可持续发展。

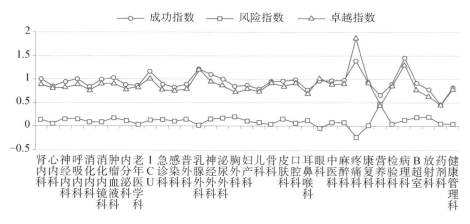

图 7‑1‑4   上海市浦东医院部分部门(科室)目标管理对比图

（二）职能部门绩效管理方法

医院职能部门考核内容分为共性指标和个性指标,定性考核指标由卓越绩效管理领导小组按满意度测评法对科室管理过程进行评分;个性指标设为定量考核指标,根据平衡计分卡原理分为价值、客户、流程、学习与成长方面四个维度,由各职能部门围绕"十三五"六大战略主题进行积分考评，并按年度重点工作或优先级任务不断完善评价内容（表 7‑1‑3）。

表7-1-3　上海市浦东医院人力资源平衡记分卡

序号	BSC方面	关键成功因素	关键绩效指标	指标说明/定义/公式	评估频率	目标值	权重数	数据来源	数据汇总	工作性质	卓越绩效准则目录	5分	4分	3分	2分	1分
1	价值方面	优化人力资源成本	岗位需求评估率	全科室定岗定编	每年	10	100%	人事部	人事部	常规工作	人力资源/4.4.2					
2	价值方面	提升劳动生产率	建立医院跨职能管理组织	登记跨职能管理组织数量及评估工作有效性	每季度	10	评估一次	人事部/财务部/绩效办	人事部	重点工作	人力资源/4.4.2					
3	客户方面	根据医院中长期战略发展就按引进学科带头人	学科带头人引进数	临床医技正高职称比例	每季度	10	90%	人事部	品质管理部	重点工作/三级医院评审	人力资源/4.4.2					
4	客户方面	降低高学历员工流失率	高学历员工流失人次	高学位医师比例大于50%	每年	5	0人	人事部	人事部	重点工作/三级医院评审	人力资源/4.4.2					
5	客户方面	等级医院评审部门负责	等级医院评审章节/部门工作进度符合率	完成任务数/OA平台下达任务数	每月	15	100%	人事部	品质管理部	品质安全战略/JCI	人力资源/4.4.2					
6	流程方面	医院及相关方员工档岗建档率	员工档岗建档率	建档完整员工档案/全部员工工档案	每月	20	100%	人事部	人事部	重点工作/JCI	人力资源/4.4.2					
7	学习与成长方面	提高卓越绩效准则知识知晓及使用能力	开展卓越绩效自我培训与自我评价	组织完成GB/T19580人力资源及自评报告一份	每年	25	1份自我评估报告	人事部/绩效办/财务办/党政办/品质管理部	品质管理部	重点工作/卓越管理	人力资源/4.4.2					

续表

序号	BSC方面	关键成功因素	关键绩效指标	指标说明/定义/公式	评估频率	目标值	权重数	数据来源	数据汇总	工作性质	卓越绩效准则目录	5分	4分	3分	2分	1分
8	学习与成长方面	建立员工职业规划,合理人才储备,提升员工岗位创新能力	新员工培训计划完成率及对培训满意度,培训岗位寻找持续创新工作数量	自设调查问卷了解培训满意度以寻找改进机会	每年	5	1份调查报告	人事部/工会	人事部	常规工作	人力资源/4.4.2					
9	客户方面	提升部门感知度	质量感知度	院领导对部门感知质量评估进行评估	每月	20 满意		交班会成员	党政办							
10	流程方面	进行部门风险评估	风险评估结果	对科室进行季度风险评估	每半季	20 完成	部门评估表	品质部								

（三）医院卓越绩效评价得分等级

绩效考核归根结底是为激励并指导员工有效地执行医院战略而设计的。考核结果只有与薪酬收入、个人荣誉挂钩才能发挥战略绩效的最大效用。为此，浦东医院将绩效管理考核结果全面应用于科室、员工每月绩效奖金分配，临床医技及职能科室考核在现有奖金分配基础上，通过科室管理关键绩效指标考核分为 A 级卓越奖、B 级激励奖、C 级平稳奖 3 类。结合考核小组感知质量，参考共性指标考核结果，再进一步分为 A＋、A－、B＋、B－、C＋、C－级考核（表 7-1-4）。科室奖金随科主任目标管理考核分进行浮动分配。而对于战略执行考核中表现优异的个人，医院也通过兑现职务晋升、岗位调动、培训设计等来增强大家的职业荣誉感和事业心，同时强化医院的聚焦能力和执行能力。

表 7-1-4　上海市浦东医院卓越绩效评价得分等级表

奖励	PE 值	感知质量	层级
卓越奖	＞90	优良	A＋级
		一般	A－级
激励奖	70～90	优良	B＋级
		一般	B－级
基本奖	＜70	优良	C＋级
		一般	C－级

（四）全信息化绩效考核系统，实现每月"掌上考核"

浦东医院的精神是与时逐、铸精医。事实上，在战略执行考核方面，医院也确实做到了与时俱进。"十三五"期间，医院运用信息化手段设计开发了一套基于平衡计分卡的月考核系统，全信息化绩效考核系统的开发运用，大大提升了医院绩效考核的效率，通过考核的信息化能突出对部门及员工的 KPI 考评，测评手段和方法更加简便、科学，能有效满足上下级和服务对象参与全员考评的要求。利用信息化管理的手段，每一位考评人和被考评对象只需动动手指登录手机企业微信绩效考核信息系统，即能实施在线考评和自我评价（图 7-

1－5），浦医的这份"专利"充分实现了绩效考核工作的全员参与和互动，真正做到考核专业化、便捷化及科学化。

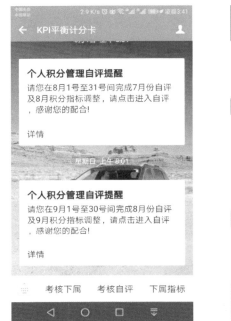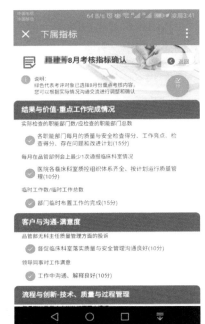

图7－1－5　基于平衡计分卡的员工绩效考核信息系统(手机版)

四、 战略绩效的反馈与控制调整

战略控制的主要目的就是进行纠偏和持续改进。 医院积极召开战略定期回顾会议，使医院管理者能直观地获取每月、每季及每年的医院运营信息。 一方面，实时总结各阶段项目成效、阶段性成果及沟通协调决策事宜；另一方面，根据战略监督做到实时动态调整，使医院发展轨迹不偏离目标。 比如，名医名科战略方面,糖尿病外科作为十三五重点发展学科,在推进过程中遭遇发展瓶颈,市场占有率和业务增长率不占优势,科研学术能力也未有突破,在每月的临床科主任目标考核中排名落后,成功指数偏低,风险指数却较高,医院战略与运营管理委员会在听取了考核工作小组年度汇报后,决定在"十三五"收官年调整战略方向。 为此,医院根据所处的市场地位进行了准确定位,通过调查发现近两年该地区肿瘤的总发病率总体呈上升趋势,老百姓有很大的医疗服务需求,而肿瘤科作为医院问题型科室,科研学术能力较强,但经营效率相对地下,应采取差异化战略,开展肿瘤免疫细胞临床研究,并以此为龙头带动其他学科的发展。 医院遵循平衡计分卡战略驱动的思维,把目标付诸行动,通过诚意揽才和平台揽才,终于在2020 年将国内肿瘤免疫治疗领域的开拓者任军教授收入麾下,同时通过软件加持和设备投入,精心打造肿瘤治疗性免疫细胞转化中心,创建特色临床治疗－研究型病房,抢占先机,把肿瘤学科做特做强,吸引优质病人,寻求突破和发展,使医教研全面开花。

医院年度计划与战略控制图示意如图 7－1－6、7－1－7 所示。

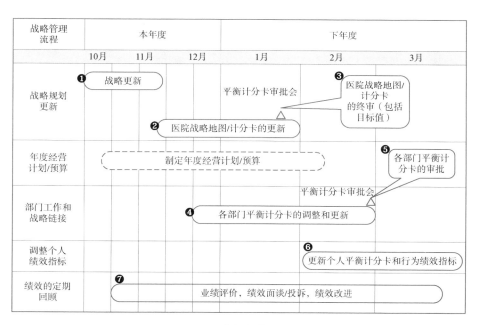

图 7－1－6 医院年度战略管理计划表

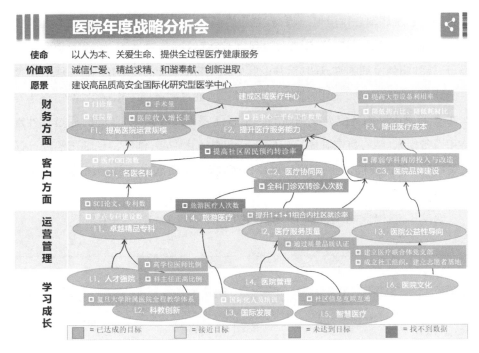

图 7 - 1 - 7   医院年度战略控制示意

第二章　战略控制

一、战略控制的概念、内涵

（一）战略控制的概念

在医院的战略实施中，经常会有问题出现。比如，无论环境如何变化，战略的执行都是一成不变地进行，使医院在一段时间内表现出强劲的发展势头后走向衰落；或者是战略方案已经实施，但职能部门或者员工不知道是好是坏，缺乏认知，对战略实施的有效性没有及时的沟通和反馈；医院的领导者对战略实施不了解、不全面、不深刻，无法做出快速且有效的决策；阶段性的目标没有达成，部门之间互相推诿，最后解决不了，导致战略实施坎坷重重；医院战略意图没有被执行者充分理解，仍然以模式化的方式执行导致医院绩效下降，沟通环节不畅。

因此，必须有管理手段对战略实施进行监管，这就涉及一个很重要的环节——控制。控制是管理过程中不可分割的一部分，它是根据具体的绩效标准或规范对组织的运行状态进行监督和测量，发现运行状况存在偏差后立即采取纠正措施，以确保组织目标的实现。控制机制是一种影响和决定组织成员行为的组织安排，有效的控制使管理者能够理性地预测后期的结果，为预期目标的实现增加可能性。

在医院战略的实施中，战略控制主要是通过对医院目标实施活动的进度进行监督和检查，评价医院管理活动实施后的战略绩效，将其与既定的战略目标和绩效标准进行比较，发现战略差距，分析偏差产生的原因，纠正偏差，使医院战略的实施更好地与当前的内外环境、医院目标相协调，使战略发挥作用。战略控制作为动态的管理过程，保障医院系统稳定运行，从而实现医院战略目标的不断完善。

（二）战略控制的内涵

战略管理的基本假设是，所选择的战略能够实现组织的目标。然而，在战略实施的过程中，由于主客观多种因素的存在，如缺乏必要的管理能力、知识和信息储备等，导致组织内部的执行层对工作任务、工作标准等理解不足或有偏差，导致执行路线与预设路线偏离。另一方面，由于原战略方案制订不当或政策环境的变化，战略规划的内容部分或整体不符合组织的内外部环境。因此，一个完整的战略管理过程必须要有战略控制，以确保实际结果满足预先设定的目标要求。

战略控制是对战略实施过程进行监督，及时纠正偏差，确保战略有效实施，使实施结果符合预期的管理过程。战略控制的直接作用是纠正战略实施过程中出现的偏差。战略控制的根本目的是确保组织的战略方向正确，并确保在正确的方向能够得到有效地实施。

为了沿着正确的战略方向前行，组织需要不断地纠正实施中的偏差。

第一，执行中的偏差。主要是由于执行层管理人员在执行中出现了偏离，导致实施结果与计划目标不符。

第二，计划本身的偏差。在计划的实施过程中，发现计划本身有偏差，主要由三方面原因导致：一是计划制订的偏差。具体目标、目的不符合组织使命所规定的基本方向；二是规划脱离实际，做外部环境不允许、内部条件不具备的工作；三是外部环境和内部条件出现了与规划设计之初不一致的新情况、新问题。

因此，战略计划在执行过程中也要不断地修正、补充和完善。战略控制是医院战略管理的重要组成部分，它关注的是战略实施的过程。战略控制的好坏将直接影响医院战略决策实施的效果与效率，战略控制虽然处于战略决策的执行地位，但对战略管理是十分重要、必不可少的。

战略控制为战略决策提供重要的反馈，帮助战略决策者明确决策中哪些内容是可行的、正确的，对于提高战略决策的科学性具有重要作用。

同时，战略实施的控制可以促进医院文化等医院软实力建设，为战略决策奠定良好的基础。

（三）战略控制的基本要求

1. **适度**　既不能产生过多的信息，也不能提供太少的信息，导致未发挥信息预警作用。　因此，战略控制的信息要求是适当的，应切实围绕战略目标。

2. **适当**　必须与组织的关键目标相联系，为领导者和管理者提供有价值的信息。

3. **适时**　很频繁地反馈并不等于是好的控制，可能会导致信息干扰，关键是及时地提供。　因此，战略控制会议应定期举行。

4. **定性与定量**　控制信息必须是经得住推敲的，有助于更科学地采取行动。　一般而言，定性控制是衡量达成或未达成来体现，而定量控制则是用数量的完成情况来衡量。

5. **简洁**　控制信息关键是实用，而非复杂。　简洁的控制信息能够提高战略控制效率，同时不会造成理解上的偏移。

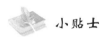 **小贴士**

战略不是能够在会议桌旁随随便便拼凑起来的东西。

——特里·哈勒

二、战略控制的分类

（一）从控制时间分类

1. **事前控制**　事前控制多用于重大问题的控制，它是预防性的。　如"三重一大"任命重要的人员、重大合同的签订、购置重大设备等等。由于事前控制是在战略成果尚未实现之前，通过预测发现战略实施可能会偏离既定的标准。因此，医院的领导者和管理者必须对可能的预测因素进行分析与研究，如投入因素影响产出的结果，外部环境和内部条件的变化会导致战略实施的偏移等。

2. 事中控制　即过程控制或随时控制。这是根据战略的实施情况，医院领导者要对关键性的过程或全过程进行监督，纠正实施中产生的偏差，随时采取控制措施，引导医院沿着既定的战略的方向运行。这种控制方式主要是对关键性的战略措施要进行随时控制。

3. 事后控制　事后控制的重点是要明确控制标准。战略方案部分实施后，其实施结果与控制标准相比较，再决定是否采取纠正措施。事后控制的方法有行为评价和目标导向等形式。如通过行动评价修正战略实施，来符合战略预期。或者是通过目标导向的形式引导员工参与战略目标的制订和工作业绩的评价，从而更好地推进战略实施。

（二）从控制的切入点分类

1. 财务控制　是最为常见的控制方式，具有覆盖面广、用途广的特点，如预算控制、成本控制等。

2. 服务方式控制　如对医院门诊开放时间、床位提供方式、特需门诊及专家门诊等诊次的安排，还包括医疗服务范围等。

3. 规模控制　受床位数量、医生人力资源等方面约束，医院不可能提供无限制的医疗服务。

4. 质量控制　包括对医院医疗质量和服务质量的控制。质量包括治愈率、好转率等具体质量指标，还包括患者满意度等服务指标。

（四）从控制的层次分类

包括战略控制、战术控制与作业控制3个层次，是根据医院不同层次而产生的战略控制分级。

1. 战略控制　聚焦在医院的领导层，它涉及医院同外部环境的控制，从医院总体考虑，着重于长期；

2. 战术控制　聚焦在医院的职能层面，主要处理战略实施过程中局部、短期等问题，特别是横向职能部门间、纵向上下级之间的协调和处置。

3. 作业控制　聚焦在医院的作业层，如日常的医疗质量控制。

在战略控制的分类上，除了上述分类方法，还有按主体分类，如避免性控制和开关型控制。

三、 战略控制实操

（一）战略控制的方法

在战略管理中有许多控制方法，最常用的是预算、审计及现场控制三种控制方法。

1. 预算控制　预算控制是最广泛使用的控制方法，它通过财务指标或数量指标来对预期成果进行投入，起到资源分配的作用。 在战略控制中，无不体现经济的手段。

2. 审计控制　通过评价成果与标准之间的符合程度，来对医院的投入产出效果进行衡量评估，调整资源分配，从而达到战略控制的目标。

3. 现场控制　医院的领导者或管理者在现场对战略实施情况进行直接观察，从中发现问题，并采取相应的解决措施。 它的做法包括行为控制、责任控制和事前审查等。

（二）战略控制的步骤

战略控制的目标是使医院战略实施成果符合战略计划。 战略控制的过程可以分为 4 个步骤。

1. 制订控制标准　有标准才可以衡量，为此战略控制的首要任务是结合战略规划所设定的目标，明确控制标准，作为衡量的标尺。

2. 收集实际成果　在战略实施过程中，体现稳定性和灵活性相结合，医院需对实施情况所产生的成果进行数据的收集和处理。

3. 评价实际差距   用实际成果与控制标准相比较，确定两者之间的差距，分析出形成差距的原因。

4. 采取纠偏措施   根据实际差距，战略控制的最后一个步骤是采取纠偏措施以保证战略实施能够按照战略规划的预设路线进行。

战略方案在执行过程中，很有可能就会偏离其预期的目标，这就需要通过控制来予以协调与解决，因此，战略控制是战略不可缺少的环节。作为管理者必须充分认识到战略控制的重要性，并且能够在不同的战略方案中采取不同的战略控制方法。

第三章　战略地图

一、 战略地图的起源

战略地图（strategy map）是在平衡计分卡的基础上发展来的，由罗伯特·卡普兰（Robert S. Kaplan）和戴维·诺顿（David P. Norton）提出。 他们是平衡计分卡的创始人。 在长期的平衡计分卡指导和研究中，他们发现平衡计分卡建立了一个战略框架，而缺乏对战略进行具体而系统、全面的描述。 组织由于无法全面地描述战略，管理者之间及管理者与员工之间无法沟通，对战略无法达成共识。

2004 年 1 月，《战略地图——化无形资产为有形成果》一书出版。 阐述了战略地图绘制、战略规划及实施首先是一个"自上而下"的过程，这也就要求组织的领导者具备相关的能力及素养。

与平衡计分卡相比，战略地图是以平衡计分卡的 4 个层面目标（财务层面、客户层面、内部流程层面、学习与成长层面）为核心，通过分析这 4 个层面目标的相互关系而绘制的战略因果关系图，它增加了两个方面的内涵：一是围绕平衡计分卡的四个层面，每个层面下都可以分解成很多要素；二是战略地图是动态的。

二、 战略地图的绘制方法

战略地图通过各层面战略主题对传统战略规划的关键举措进行整合，并描述之间因果逻辑关系。 本节以医院的人力资源战略为例，简要描述战略地图的绘制步骤。

（一）确定医院财务层的目标

在医院的运营发展中，明确未来规划中要降低人力资源成本，同时实现人力资源的最大化使用，找到医院人力配置的最优结构。

（二）满足医院客户层的目标

降低人力资源的成本，是不能以损害患者就医需求为前提的。 因此，要实现医院人力配置的最优化，同时实现人力资源的最大化使用，这就需要对医院所提供的医疗服务、医护床配比、门诊工作量等工作进行分析。 比如，在医院中，医护人员为患者提供服务，行政后勤人员为患者和医护人员服务。 在这种情况下，客户的价值主张主要包括服务质量、服务效率及服务效果等。

（三）确定战略主题和时间进度表（内部流程层）

针对规划时间内实现降低人力资源成本，合理配置人员结构的目标，要确定时间进度，并将时间进度表明确下来。 在这过程中，需明确关键流程，规划好医院短期、中期、长期的主要任务。 在人力资源战略实施中，有四个关键内部流程：人力资源规划流程、培育和开发流程、评价激励流程及优胜劣汰的竞争流程。

（四）服务战略的基础准备（学习和成长层）

战略的实施时，还需评估医院现有的战略准备情况，是否有能力支持关键流程，如果没有，找到改进的方法。 医院在人力资源战略的基础准备工作上，体现基础准备的内容主要有部门的职责范围，人力资源的结构、专家资源配置、信息化系统建设等。

根据前面围绕四个层面所确定的四个步骤以及相对应的不同目标，再来制订一套的完善的行动方案。 那么整套的人力资源战略地图即形成。 从这当中可以看出，其基本思路是通过运用人力、信息等无形投入（学习与成长），建立内部人力资源的战略优势（内部流程），进而使医院把高质量的医疗服务带给患者（客户），从而实现医院运营价值的创造（财务）。

总之，作为医院的领导者，要能够依据战略地图，清楚明白地阐述医院未来3—5年的战略意图及规划路径，即用因果连接的方式讲述一个战略故事，给全体员工描绘一个美好的蓝图，以战略地图为载体，实现战略的可视化管理，描述好战略，沟通好战略、达成共识、凝聚人心的目标。

知识点

医院通过平衡计分卡形成战略目标和指标体系后，医院相应将目标和指标体系向职能部门和临床科室分解，形成以战略目标和指标为导向的横向管理组织，并对管理进行评价。

职能部门结合医院总体战略，形成部门战略及部门战略地图（图7-3-1）和平衡计分卡（图7-3-2）。

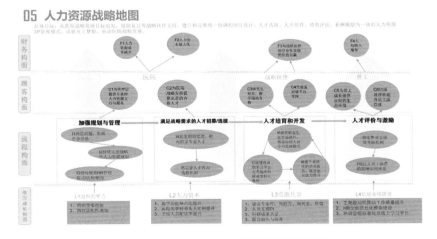

图7-3-1 某医院人力资源部门战略地图

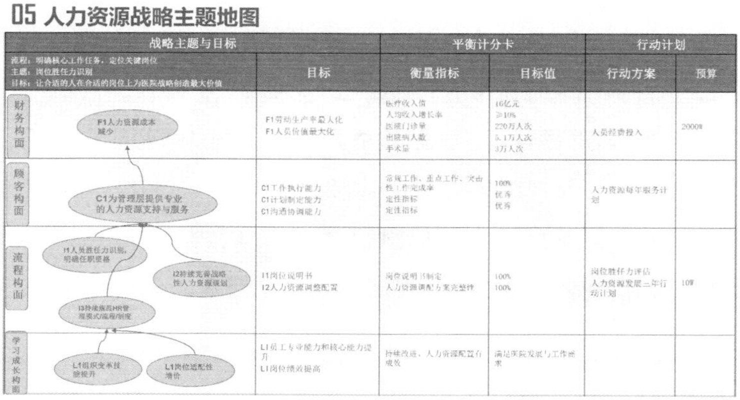

05 人力资源战略主题地图

战略主题与目标			平衡计分卡			行动计划	
流程：明确核心工作任务、定位关键岗位 主题：岗位胜任力识别 目标：让合适的人在合适的岗位上为医院战略创造最大价值			目标	衡量指标	目标值	行动方案	预算
财务构面	F1人力资源成本减少		F1劳动生产率最大化 F1人员价值最大化	医件收入值 人均收入增长率 医院门诊量 出院病人数 手术量	16亿元 ≥10% 226万人次 5.17万人次 3万人次	人员经费投入	20000
顾客构面	C1为管理层提供专业 的人力资源支撑与服务		C1工作执行能力 C1计划制定能力 C1内部协调能力	常规工作、重点工作、突出 性工作完成率 定性指标 定性指标	100% 优秀 优秀	人力资源每年服务计 划	
流程构面	I1人员胜任力识别、 明确在职要求 I3体系化HR管 理模式流程制度	I2针对变革战略 人力资源规划	I1岗位说明书 I2人力资源调整配置	岗位说明书制定 人力资源配置方案完整率	100% 100%	岗位胜任力评估 人力资源发展三年行 动计划	10万
学习成长构面	L1组织变革技 能提升	L1岗位适配性 增值	L1员工专业能力和核心能力提 升 L1岗位匹配提高	持续改进、人力资源配置有 效化	满足事业发展与工作需 要		

图7-3-2　某医院人力资源部门平衡计分卡

第四章　战略反馈

一、 战略反馈概念内涵

　　战略反馈是战略控制的延伸。 它主要为医院管理者提供与组织行为结果相关的信息。 战略反馈是针对外部环境的变化对自身战略的审查和修正，及时地反馈、发现与调整战略实施过程中的不足、失误与不合理的内容，为决策人提供关键的信息。 它能够激发领导者、管理者对组织的依赖关系，正确理解组织决策的规划和战略，明确未来的发展方向。

 大家之言

　　到目前为止,取得这样的成果,我总结了一条经验:就是预先要把事情想清楚,把战略目的、步骤,尤其是出了问题如何应对,一步步、一层层都想清楚;要有系统地想,这不是一个人或者董事长来想,而是有一个组织来考虑。当然,尽管不可能都想得和实际中完全一样,那么,意外发生时要很快知道问题所在,情况就很好处理了。

——柳传志

二、 战略反馈的主要形式

（一）定期召开年度评估会

　　由医院战略领导小组或领导层及有关专家以年度、季度或月度等工作会议或专题会议的形式对医院战略进行评审与评估。

（二）战略环境扫描

对于医院来说，外部的信息是发展的财富。 由于医院是开放性体制，强调组织和环境的相互关系，外界环境是医院的重要信息源，所以战略控制必须对环境进行扫描，即开展广泛收集信息的活动。

由于医院体制本身一般不能直接控制，但是能够影响和适应它。 每当决定医院战略和长期计划，医院领导层都力求预测和理解医院环境的变化，并且能够把握其中的机遇，规避风险与威胁等因素。

环境中的种种情况随着时间的变化而变化，既有复杂和急剧变化，也会保持常态，一成不变。 每一种状态都会影响医院决策和战略的实施。 而且只有通过对战略环境的扫描和识别，医院才能从外部环境的变与不变中，得到适合医院战略的有利因素。

（三）寻找战略误差

误差是什么？ 通常情况是将实际的成果与预定的目标或标准进行比较而产生的偏移，有正偏差和负偏差之分，正偏差是正向的，好的结果，有助于更好地实现预定的目标。 负偏差则是不好的信号，需要及时采取纠偏的措施。

一般而言，医院战略误差原因包括：目标预设过高或过低，导致战略实施活动难以开展或轻易达成，从而导致目标遥不可及或容易达成，这都会导致医院丧失宝贵的战略发展机遇期。 或者是目标设置不科学，由于医院内部的原因，如执行层工作不力，缺乏激励措施，内部缺乏有效的信息沟通，导致战略实施活动始终难以达到预设目标。 为此，医院的领导者应该根据以上的情况，结合战略实施的实际工作，采取相应的纠偏措施。

第五章　战略价值与再循环

一、战略价值概念内涵

战略价值是通过医院战略的实施来实现的，为医院和利益相关者创造价值。医院实施战略管理而产生的战略价值主要体现在以下方面。

（1）服务于医院功能定位，指明医院的发展方向。

（2）提高医院医疗、教学、科研等人财物资源配置程度。

（3）提升医院核心竞争能力，特别医疗服务能力。

（4）满足患者、社会、政府、内部等利益相关者的需求。

知识点

价 值 医 疗

"价值医疗"被卫生经济学家称为"最高性价比的医疗"，指如何在一定成本下获得最佳的治疗效果。它包括以下三点。

（一）成本控制

降低患者医疗总成本：患者医疗的总成本不仅包括货币成本，还包括时间成本、精神成本及体力成本等非货币成本。

（二）治疗效果

患者购买医疗服务，满足预期的治疗效果，治疗的性价比就比较高。

反之,如果未满足患者的治疗需求,患者就会认为治疗的性价比较低。价值医疗要能让患者对医疗服务产品能有明显的感受。这种感受是治疗效果的感受。

（三）患者需求

价值医疗还需要关怀患者,患者在医疗生态圈往往被视为弱势一方,承受着心理、生理的压力。大多数患者希望得到医院和医护人员的关怀、自己和家属得到全程的心理疏导,以及得到社会各界更多的关怀。

二、 战略价值的特征

（一）长远性

医院战略决定着未来长期发展方向。 因此,战略价值体现在帮助医院实现长期目标,确保长期利益最大化。 换句话说,战略关注的是长期而不是短期,这是战略与年度计划或短期工作的显著区别。

在现实中,一些医院由于缺乏战略思维,其决策和行为存在短视的问题,对学科建设、人才梯队建设的投入不足,导致长期发展势头的丧失。

（二）整体性

医院战略不是某临床科室或某职能部门的工作,而是通过制订整体的宗旨、目标、政策来协调各部门、各学科建设的活动,使之形成合力,为医院创造总体战略价值。 同样,医院的组织架构、文化软实力建设、医教研资源配置等等的选择,也都取决于它们对创造医院总体战略价值的作用。 因此,成功的医院战略就是把医院作为一个不可分割的整体来进行管理。 为了实现整体战略价值,每一部分都应该有其独特而不可或缺的功能,发挥不同的作用。

（三）协同性

战略价值的协同性是指医院不同层次的部门或科室之间互相作用所产生的

综合成效。 比如说医院内部的多学科团队建设，共同为疑难病例的患者诊疗，即产生 1＋1＞2 的效果。 它具体体现在管理的协同、医院品牌上的协同、医疗服务能力的协同和技术支撑的协同。

三、 战略价值的类型

按照医院战略价值的实现途径，可以把战略价值的实现分为以下 3 种类型。

（一）内涵型（能力型）

内涵型战略价值，即"做精品医院"，是指实施医院内部发展战略给自身带来的价值增值，是医院通过建立自己的内部资源、核心能力和积累市场经验来发展自己。 对学科实力强、技术含量较高的医院，选择独立发展自己医疗技术的战略可以直接获得核心能力和竞争机会。

因此，在很多医院都很重视学科建设规划，应该说学科建设的水平直接反映出医院的整体办院水平和学术地位。 医院通过集中力量、配置资源来建设一批有特色的、高质量的优势学科是促进医疗、教学、科研工作提升的重要保证，也是为医院长远发展、促进高层次人才培养的重要保障。

（二）外延型（规模型）

外延型战略价值，即"做大医院"，主要是通过利用外部资源来扩大医院规模，追求规模效应，如采用通过医院并购、战略联盟等形式，达到医院价值增长的目的。

1. 医院并购 在社会资本办医领域，医院并购最为常见。 医院并购是指一个医院通过购买另一个医院全部或部分的资产或产权，从而控制、影响被并购的医院，以此增强医院竞争优势，实现医院经营目标的行为。

2. 战略联盟 是指两个或两个以上的医院为实现共同发展的目标，通过协议或联合等方式而结成的一种网络式的联合体。 在医疗领域，最常见有医疗集团、医联体、医共体及专科联盟等形式。

（三）复合型（能力与规模复合型）

第三种类型是复合型，"即做精做大医院"，此类型兼有内涵型与外延型两种特征。

四、 战略再循环

（一）战略再循环的内涵

医院作为独立的组织存在与所处环境之间达到动态的平衡才能长青。

一家医院，其存在和发展是长久的，在战略管理中，不是一轮战略规划做好、实施完后就可以结束的，它总是处在不断的循环和持续改进的过程中。"十二五"战略发展规划结束后，总归会存在各种问题仍然制约着医院的发展。因此，在"十三五"的战略规划中，必然需要将之前遗留的问题予以解决。 事实上，就是不断持续改进的过程，从而实现战略的不断循环，实现生存与发展的战略平衡。

战略再循环，我们可以将其视作 PDCA 的过程，持续改进。 PDCA 由美国管理专家戴明提出来，又称为"戴明环"。 PDCA 即 Plan（计划）、Do（执行）、Check（检查）和 Act（处理），PDCA 循环就是按照顺序进行质量管理，先做计划，后去实施，实施的过程中进行检查，再把检查的结果进行改进，并且不断循环，就形成了 PDCA 持续改进。

（二）战略再循环的特点

1. **周而复始**   PDCA 循环不是一次性的，而是一遍又一遍地运行。 一个循环结束了，部分问题解决了，可能还会有一个问题，或者新的问题出现了，那么就要启用下一个 PDCA 循环，也就是说持续改进永远在路上。

2. **大环带小环**   PDCA 不仅是问题的持续改进，从医院整个整体来看，从宏观的角度也会有 PDCA 的持续改进。 因此，战略再循环体现的是大环带小环的组合。

3. **螺旋式上升**   PDCA 循环不是停留在一个层次上的循环，它体现的是不断地解决问题的过程，在不断解决问题过程中呈螺旋式上升的态势。

（三）战略再循环实操

1. 战略再循环 4 个阶段

（1）计划阶段：再循环工作事实上是对上一个循环的延续，其基本工作程序仍是确定政策、目标和计划等，包括现状调查、分析、确定要因及制订计划等活动。

（2）设计和执行阶段：实施计划阶段所规定的内容。围绕内容或遗留的问题，进行战略规划与方案的设计，并执行实施。

（3）检查阶段：主要任务是在实施过程中或实施之后，检查实施情况，评估和衡量是否符合预期效果。

（4）处理阶段：根据检查结果，采取相应的巩固措施并制订下一步的工作计划，把成效进行标准化，遗留问题则转入下一个 PDCA 循环去解决。

2. 战略再循环的步骤

（1）分析现状、发现问题：在做计划之前，需要分析一下现状是什么样子的？问题在哪里？

（2）分析影响因素：第一步"把脉"，确定问题点。第二步分析各种问题中的影响因素。这个时候就可以用很多工具和方法，如鱼骨图、5W1H 等。

（3）分析主要因素：把所有的影响因素分析完以后，再分析主要因素是什么。问题的产生都有少数主要的因素，可以应用柏拉图等工具方法，找到主要因素来解决问题。如果找不到主要因素，在解决问题上会存在极大的困难或做无用功，事倍功半。

（4）采取措施：明确主要原因，针对主要原因采取应对措施。按照5W1H 原则：第一是 Why，为什么要做这个事情，这是最重要的，为什么要制订这个措施？第二是 What，我们要到哪里去？我们要执行什么目标？第三是Where，在哪个地方做？第四是 Who，谁来负责完成？第五是 When，什么时间完成？第六是 How，如何做？

（5）执行：按照计划的要求执行。

（6）检查：把执行结果与要求达到的目标进行对比。

（7）标准化：把成功的经验总结出来，制订相应的标准。

（8）进行下一个循环：问题靠一个 PDCA 循环不一定能够解决掉，因此，持续改进永远在路上。

本篇小结

本篇内容对战略控制、战略反馈、战略价值与战略再循环分别进行阐述。一个战略规划的好坏，要看战略的实施，而战略实施是否按照既定的目标、既定的路径去执行，是否取得了战略预期，则需要战略控制在事前、事中和事后进行全过程的监督与纠偏。同时，医院的高层领导者是否能够感知这些偏差，是需要战略反馈发挥作用的。只有这样，才能实现战略的价值。同时，在实际的实践中，对于一个组织，一所医院来讲，并不是完成一轮的战略规划就可以实现所有的战略目标，在战略执行的过程中会出现这样那样的问题，这就需要坚持战略再循环，通过不断地持续改进，促进医院战略的螺旋式上升，才能取得医院发展的成就，达成一种战略管理的平衡。

第八篇

战略管理工具运用
——巧铸精医
成功管理者的秘密武器

世界上有三类企业：不知道发生了什么的企业；看着事情发生的企业；使事情发生的企业。

——迈克尔·波特

战略工具运用于组织战略管理的全过程。战略管理流程包括了战略制订、战略分解、战略实施、战略再制订等多个过程。不同过程需要有不同的战略工具。战略工具对于战略管理而言，是培养有效的战略思维方式，能够对问题进行高度结构化的概括，并在此基础上完成对关键信息的分析，进而找出问题和解决问题的方案方法。

那么，怎样才能做一个使事情发生的医院呢？——制订医院发展战略。怎样才能制订出科学的医院发展战略？——正确运用战略管理工具。

第一章 品管圈

一、 品管圈的概念

品管圈（quality control circle，QCC）是由几个工作性质相同或相似的人员组成的一个工作小组，称为圈组。 圈组成员互相配合，集思广益，运用品管圈的方法，根据活动的实施步骤，解决工作现场、管理、制度、流程、指标等方面的问题。

1950 年，美国 Deming 教授的统计方法课程及 1954 年 Juran 教授的质量管理课程是品管圈概念形成的雏形。 1962 年，日本石川馨博士创建了品管圈活动，并被首先用于制造业领域，当时提倡"以现场领班为中心，组成一个圈，共同学习品管手法，使现场工作成为品质管理的核心"，随后在其他领域也进行了扩展，当然也包括医疗领域。

清华大学医院管理研究院刘庭芳教授指出："品管圈是现代管理工具之一，虽然我们开展的时间比较短，但是应用已经比较普遍，也积累了不少经验。"

（一）特征

1. **目的明确** 以解决管理中存在的实际问题为目标。 遵循规定的管理程序，采用科学的统计工具来分析和解决问题。 确保活动主题的相关工作通过QCC 活动取得改进和进步。

2. **自愿民主** 员工人人都可以参加质量改进活动。 员工以自愿参加为前提，自我管理，不受行政命令的制约，是非正式组织。 圈组成员可以各抒己见、畅所欲言，广泛应用头脑风暴的方式，集思广益，发挥民主精神。

3.　成本经济　QCC 活动所需投入的人员、成本等较小，是圈组成员自发组成的，在日常工作中能够随时组织和进行。 因此，具有成本低、效果好的优点。

4.　员工激励　通过 QCC 活动的开展，员工的自主性和能动性得以充分发挥。 QCC 成果的肯定和发布等激励举措，能够不断提高员工的工作积极性，增强医院的凝聚力。

（二）作用

1.　对个人的效益　增强自我提高和自我培养的意识，充分发挥人的创造能力；尊重人性和民主，挖掘员工的内部潜能；培养和增强员工的人际关系处理能力，增加成就感，同时提升个人解决问题的能力。

2.　对组织的效益　通过 QCC 的圈组活动，能够培育快乐工作的环境；提高现场管理水平；提高员工团队士气；提高员工质量安全意识；提高改善工作质量的意识；提高节约和降低成本的意识；有利于建立学习型组织。

二、　品管圈的实操步骤

（一）成立圈组

根据工作性质相关联等原则，组成品管圈组，并选出圈长。 圈长负责整个圈组活动的开展，如主持圈会、确定圈员的角色分工。 要求全体圈员以民主方式决定圈名、圈徽，填写"品管圈活动组圈登记表"，并向医院 QCC 推行委员会申请注册登记备案。

（二）主题选定

QCC 活动必须有明确的主题，品管圈活动必须围绕一个明确的活动主题进行。 主题的产生主要是要结合部门工作目标，从质量、成本、效率、流程、安全、服务、管理等方面，圈组成员每人提出 2～3 个问题点，并列出问题点一览表。 成员以民主投票方式选定活动主题。 同时要注意活动的周期，一般以能在 3 个月左右解决为原则。

（三）计划拟定

活动主题确定后，圈组要制订活动计划及进度表，并确定适合每一个圈员的职责和工作分工。主题选定后要报医院的推行部门进行备案批准后方能成为正式的品管圈活动主题。这一步骤中，最常用的管理工具是头脑风暴和甘特图。

（四）现状调查

围绕选定的主题，通过圈会，设计适合本圈组活动现场需要的、易于数据收集整理的检查表。检查表的内容要包括数据收集的周期、收集时间、收集方式、记录方式及责任人。责任人员依照圈会所决定的方式，开始收集数据。为了真正的解决问题，收集的数据应是真实客观的。

根据检查工作适时进行数据的收集和整理，收集数据过程中所存在的困难点，圈组成员进行讨论，并提出解决方法。如需要，对检查表加以补充或修改，使数据顺利收集。如无问题，则由圈长落实责任人，及时收集数据，使用 QC 手法，将数据做成柏拉图形式以直观反映影响问题点的关键项目。本步骤可使用柏拉图、直方图等工具。

（五）目标设定

明确目标值并和主题保持一致，目标值尽量要量化。从主题的改善角度而言，不能设定太多的目标值，同时目标值要从实际出发，对目标进行可行性分析，不能太高也不能太低，既有挑战性，又有可行性。

（六）原因解析

对每个选定的关键项目，采用头脑风暴法进行特性要因分析。找出真因。真因要求具体、明确、便于制订改进对策。圈组成员须对真因进行验证和确认。对于真因，明确圈组成员负责调研、观察、分析、提出对策，并在下次圈组会议上汇报。该步骤可采用头脑风暴和特性要因分析、真因验证方法。

（七）对策拟定

根据圈组会议分析的重要原因和实际观察、分析、研究的结果，按分工的方式，将所拟对策提出讨论，注重集思广益，完善对策方案。 对所制订的具体对策方案进行分析，制订实施计划，并在圈组会议上讨论，明确具体的步骤、目标、日程和负责人，注明提案人。 本步骤可使用脑力激荡法、系统图法等。

（八）对策实施及检讨

对策实施按照预定的计划进行，同时需对实施情况进行总结，存在问题的应加以分析并提出改进方案和修改计划。 各圈组成员对所提出对策的改善进度应进行反馈，并收集改善后的数据。

（九）效果确认

效果确认分为总体效果及单独效果。 总体效果是根据已实施的对策，使用推移图等进行判断和表达。 单独效果，是指每一项对策所产生的效果。 本步骤可使用检查表、推移图、层别图、柏拉图等工具。

（十）标准化

标准化是将有效对策纳入医院的标准化体系中，是品管圈改善活动的重要步骤，可使对策效果能长期稳定地维持。 具体可采用将本期活动成果资料整理编制成"品管圈活动成果报告书"等形式。

（十一）检讨与改进

改进每一个步骤的不足，为下一次品管圈活动提供经验，对未完成或有问题的对策进行持续的改善追踪。

三、 品管圈的常用工具

（一）调查表

调查表（data-collection form）又叫检查表或查检表，是系统收集信息、积累数据、确认事实、对数据进行整理和分析的统计图表。 在调查表的应用上，首先要明确收集资料的目的，根据不同的目的，设计不同的格式，其内容要包括调查者、调查时间、地点和方式等。 同样，调查表不是一成不变的，要根据其合理性进行改善。

（二）分层法

分层法（Straification）又称层别法，是将数据按照某些共同特征加以分类整理的分析方法，通常把分类整理中划分的组称为层，分层就是分组。分层法常用于归纳整理所收集到的统计数据。分层的原则是对大量有价值的数据进行分类，去掉某些主观的因素，以便进行比较分析。

（三）因果图（特性要因图）

因果图，又称鱼骨图，是表达和分析因果关系的一种图表。对某一问题进行逐级分析，找出问题发生的根本原因，以促进问题的解决。其特点是能有效地从信息中识别最重要的影响因素，运用系统的方法（5M1E）找出可能导致问题产生的原因。

（四）排列图

排列图（pareto diagram）是将质量改进项目按照 20/80 原则，从最重要到最次要顺序排列而采用的一种图表，又叫柏拉图。它有助于对问题进行分析，找出关键因素，或对问题的原因进行分析。排列图一般与调查表联合使用，在这过程中应注意数据收集的时间、收集人、环节名称等。另外，还需注明需要控制的要素等。

（五）直方图

直方图是根据频数分布表制作，横坐标表示数据值，纵坐标表示频数值。它使用一系列宽度相同、高度不等的长方柱形表示数据，便于圈组成员掌握和分析这些数据。直方图的最大作用是能够直观传递有关工序或过程情况的信息。

（六）控制图

控制图又称管制图，是一种有控制界限的图，用来区分引起质量波动的原因是偶然的还是系统的，可以提供系统原因存在的信息，从而判断生产过程是否处于受控状态。控制图按其用途可分为两类，一类是供分析用的控制图，用控制图分析生产过程中有关质量特性值的变化情况，看工作程序是否处于稳定受控状态；另一类是供管理用的控制图，主要用于发现过程是否出现了异常情况。

（七）散布图

散布图又叫相关图，是将两个可能相关的变量数据用点画在坐标图上，用来表示一组成对的数据之间是否有相关性。这种成对的数据或许是特性—原因，特性—特性，原因—原因的关系。通过对其观察分析，来判断两个变量之间的相关关系。假定有一对变量 x 和 y，x 表示某一种影响因素，y 表示某一质量特征值，通过实验或收集到的 x 和 y 的数据，可以在坐标图上用点表示出来，根据点的分布特点可以判断 x 和 y 的相关情况。

四、品管圈在医疗机构中的应用

医院管理向企业管理学习的案例屡见不鲜，从六西格玛到精益管理，包括品管圈工具的应用，经过医护人员的改进和拓展，对促进医院管理的进步，提高医疗质量和保障患者安全起到了不可替代的作用。医院引入品管圈的意义在于改变过去只有领导、只有制度的管理状态，从自上而下的纵向垂直管理转变为双向管理。

医疗质量是医院管理永恒的主题。近年来，以品管圈为基础的医疗质量改进活动在我国医疗行业蓬勃发展。

与传统自上而下的医院行政管理不同，品管圈融合了 PDCA 循环的基本理念，其行动划分为 4 个阶段、10 个步骤，同时还采取了品质管理手法，成功地将理念、行动与管理方法融为一体。作为一种比较活泼的品管形式，品管圈活动具有民主性、科学性、目的性和群众性特征，是一种全员参与的全过程、全方位的全面质量管理模式。

我国台湾地区是引入品管圈的先行者。1999 年，台湾"财团法人医院评鉴暨医疗质量策进会"筹备第一届"医品圈发表暨竞赛活动"。2000 年，竞赛活动正式举行。

2004 年，海南省率先在全省二级以上医疗机构普遍开展品管圈活动，取得了明显的成效。2013 年，由清华大学主办、清华大学医院管理研究院承办的"首届全国医院品管圈大赛"在北京举行，来自全国 21 个省区市和军队的医疗机构组团参赛，通过多种形式，全面、立体地展示了全国医院开展品管圈的过程及成效。至 2018 年，全国医院品管圈大赛已办有 6 届，全国多个省市发起医院品质管理联盟。医院品管圈活动向医疗纵深领域挺进，医疗、医技、行政、后勤等部门也有品管圈活动开展。

2009 年，上海市浦东医院开始引入 QC 小组活动，确立了以科室 QC 小组为平台的全员参与的质控管理模式。2013 年，浦东医院强化了品管圈工具运用，通过全院全员培训，临床医疗护理一线圈员辅导，夯实了自下而上的"三全"（全面、全员及全过程）的质量管理过程。2014—2018 年，浦东医院"甜甜圈""救生圈""常维康圈""钥匙圈""4S 精灵圈"在全国医院品管圈大赛中，连续 5 年获得大赛一等奖。2018 年，浦东医院在首届国际 QCC 大赛上荣获银奖。

经过 10 年发展，上海市浦东医院已经培训了一批专业的品管圈辅导师资队伍，并多次组织和参加全国品管圈会议交流。2018 年 6 月，中国医院品质管理联盟认定浦东医院为品管圈培训基地，负责全国范围推广品管圈等多维管理工具的运用培训。2018 年 9 月，浦东医院在复旦大学临床本科中开设了"现代医院质量评价与管理工具运用"课程，在全国医学教育中率先开始普及质量安全理念及品管圈等管理工具运用。目前，浦东医院为中国医院品质管理联盟县市专业委员会主任委员单位，吸收了全国 26 个省、市、自治区的 123 家医疗机构成为单位会员，先后对云南、新疆、湖北、江西、浙江、重庆等地医疗机构进行理论知识培训及现场辅导，在全国范围具有一定影响力。

尽管医院品管圈活动取得了重大成效，但品管圈活动从医院管理者理念变化及一线员工对品管圈手法与逻辑性理解仍然存在一些误区。作为医院群众性质量管理文化在医院的落地，品管圈虽然注重一线工作的现场改善，但也离不开行政部门与医院领导的重视。

不同医院间的品管圈活动在对 PDCA 循环要领的理解、医院数据管理运用及统计学方法的正确掌握方面还存在差异。由于对品管圈理论和实践运作缺乏深入了解，部分品管圈活动存在着诸如理解的误区、操作手法的误用等一系列问题，其典型的症结则又聚焦在品管圈十大步骤中的 4 个步骤：主题选定、真因验证、对策拟定与对策标准化。 开展医院品管圈及多维管理工具运用研讨与学习，对提升医院管理人员及一线工作员工运用 PDCA 原理、正确运用管理工具、持续开展质量提升活动有重要意义。

第二章 平衡计分卡

一、 平衡计分卡的概念

很多组织在实施战略时有很多缺陷，比如有战略却无法操作，或是长期战略和短期年度预算相脱节，或是战略未同职能部门及员工个人的目标相联系，使战略处于空中楼阁，无法落地。

平衡计分卡（balanced score card， BSC）从财务、客户、内部运营、学习与成长四个层面，将组织的战略落实为可操作的衡量指标和目标值（图8-2-1）。作为战略的实施机制，它能够解释战略、宣传战略、与战略目标挂钩，从而把组织的战略和整套的衡量指标相联系，以弥补制订战略和实施战略间的差距。

平衡计分卡通过图、卡、表来实现战略规划的实施与落地，有2种分解方式：

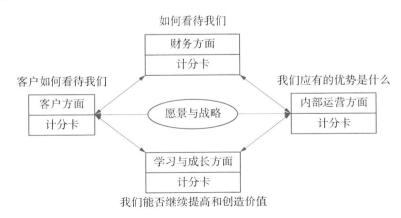

图8-2-1 平衡计分卡结构模式示意图

第一种是由医院的领导层面制订 BSC 中财务方面、客户方面的战略，然后由中层管理人员参与制订内部运营过程和学习成长方面的目标和衡量指标。

第二种是下一级部门将上级部门的 BSC 作为参考，部门负责人从组织的计分卡中找到自己可以施加影响的目标和衡量指标，然后制订该部门的计分卡。

二、 平衡计分卡 4 个层面

平衡计分卡作为战略实施的评估和管理工具，由财务面、客户面、内部运营面、学习与成长面 4 个层面构成。

（一）财务面

财务指标是一种传统的评价指标，通常用于企业的绩效评价。 财务绩效指标显示组织的战略及其实施和执行是否有助于改善其最终的经营结果，如利润。 然而，并非所有的长期战略都能迅速产生短期的经济收益。 对于医院而言，非财务性绩效指标（如医疗质量、平均住院日等）的改善和提高是实现目的的手段，而不是目的本身。 医院财务面指标衡量的主要内容包括业务点收入的增长、收入的结构、医院运营成本的降低、床位使用率提高等。

（二）客户面

平衡计分卡将任务和战略解释为与客户相关的目标和要点。 组织应该以目标顾客和目标市场为导向，注重满足客户的核心需求，而不是试图满足客户的所有偏好。 从医院的角度来看，患者即是客户，患者在医疗服务中最关注的要素包括就诊时间、医疗质量、治疗效果、人文服务和就医成本。 医院必须从患者关注的 5 个方面制订清晰的目标，并将这些目标转化为具体的指标，比如复诊率、患者满意度、患者门诊等待时间等服务性指标。

（三）内部流程面

平衡计分卡的建立顺序通常先遵循财务面和客户面及其衡量指标，使医院能够专注于关键点。 内部流程面的绩效评估应关注对客户满意度和财务目标实现影响最大的业务流程。 对于医院而言，内部运营面指标涉及医院的就诊过程、经营过程和出院康复随访等过程。 它既包括短期的现有业务的改善，又涉及长远的学科、专科等能力建设。

（四）学习与成长面

面对激烈的行业竞争，每家医院现有的医疗技术和诊疗能力无法确保其实现未来的业务目标。 对于医院而言，员工的学习成长是长期的，同样对于医院的医教研发展，即学习型医院的学习成长也是漫长的。 学习和成长的目标为其他三个平衡计分卡的维度提供了基础，是在计分卡的三个领域取得卓越的驱动力。

因此，在平衡计分卡的发展过程中，它特别强调描述战略背后的因果关系，通过完成客户面、内部流程面、学习和成长面的评价指标，实现最终的财务目标，从而促使医院的战略实现。

三、 平衡计分卡作用

根据国内外的相关报道，大多数非营利性医疗机构对平衡计分卡管理模式持积极态度，认为采用这种管理模式可以明确医疗机构的战略和发展方向，使管理更具前瞻性和平衡性，并有利于充分发挥员工的主动性，促进各方面沟通，提高信息利用效率，优化业务流程，革新组织结构，使医院管理更好地适应不同的发展阶段和变化的医疗服务市场。

平衡计分卡独特的灵活性和可调节性也有利于公立医疗机构的接受，有利于其向适应国内的医疗卫生体系的管理模式转变。

（一）聚焦医院发展

目前，我国很多医院采取隐藏式的战略管理模式，即医院发展战略存在于医院领导者的头脑中，要依靠个人魅力来进行管理。 尽管在一些医院取得了一定的成功，但其弊端是显而易见的。 这种战略管理隐藏着医院各个职能部门的各自活动推进，没有规划未来的发展。 如果允许每个职能部门都自成体系，不可避免地会各自为政，这种情况不是医院发展所需要的。 平衡计分卡的实施可以有效促进医院的战略可视化管理。

平衡计分卡要求将医院战略与绩效管理联系起来，使医院管理者主动反思医院的愿景，明确制订战略目标和战略，将战略与绩效管理体系联系起来。在医院管理者明晰了医院的战略后，将医院的愿景和战略目标转化为绩效指标并分解到医院职能部门和员工，进而将实现指标的行动计划与指标联系起来并配置资源，确保计划、指标与战略目标的实现。

平衡计分卡能持续地对医院各个层面的绩效进行监控、实现沟通，以确保整体绩效，促进医院战略目标的实现，充分发挥绩效指导与反馈的作用。

平衡计分卡通过与薪酬等人力资源政策有效地结合，实现合理的绩效回报，以激励医院全体员工提高其绩效目标的积极性和主动性。

（二）改善内部流程

内部流程是医院管理的重点环节，内部流程的哪些环节需要进行变革、何时变革，是考验医院管理者的领导力和管理能力的体现。平衡计分卡的应用，能够帮助医院有目标地实现内部流程的变革和规范化。围绕战略目标制订内部运营的指标，从而发挥绩效管理的指挥棒作用，将任务和责任分解和压实到各个职能部门和职工。众所周知，医院职工的需求是多方面的，医院将员工绩效与员工贡献关联时，可以调动医院工作人员的积极性和主动性。通过满足职工自我实现的需求，引导其关注自身的工作绩效，从而推动医院战略目标的最终实现。

（三）加强内部沟通

事实上，医院的任何一个战略目标的实现都不可能由任何一个部门单独完成，这是医院各个部门共同推动的过程，以实现整体战略目标。平衡计分卡从医院战略出发，将考核指标层层分解到各个部门、员工。既可以帮助医院形成纵向的目标链，又需要各科室考虑目标的横向连接。同时，要求医院管理者在制订支持目标的行动计划时，充分考虑各部门之间的配合。

因此，无论是目标的设定还是行动计划的制订，平衡计分卡都能促进医院上下级、各级部门和员工之间的积极沟通，从过程的角度看待医院的运作，有利于医院长期形成开放、沟通的组织文化。

第三章 "BSC‐QCC"双驱动模型介绍

"BSC‐QCC"双驱动促进医院高质量发展,是浦东医院依据战略管理形成的管理理论升华,该项目获得 2020 年首届上海市医院管理创新奖、上海市企业管理现代化创新成果奖两项奖项。

一、 所属领域

应用管理工具推进现代医院卓越绩效模式实施的医院管理学领域。 立意于实施健康中国战略的大背景,围绕公立医院管理者如何破解传统经验发展束缚,健全现代医院管理制度等难点问题,在总结浦东医院近十年发展的管理经验基础上,提出对运用于医院战略管理的平衡计分卡(BSC)与运用于医疗服务质量持续改进的质量管理小组(QCC)活动的管理工具进行优化整合,促进公立医院健全现代医院管理制度,推动公立医院管理向高质量发展模式转型。 在医院战略管理实践及政府质量奖创评方面,起到示范和引领作用。

二、 主要内容、特点

"BSC‐QCC"双驱动循环质量管理模式,又称双"C"卓越模式,是指将平衡计分卡(BSC)和质量管理小组(QCC)整合作为质量工具应用的卓越绩效管理方法(图 8‐3‐1)。 浦东医院依托双"C"卓越模式,在战略层面,医院构建了名医名科、品质安全、科技创新、国际发展、医疗协同及智慧医疗战略体系。

该模式创新点为：①以战略为驱动源，BSC 与 QCC 为驱动工具，目标导向与全员参与为驱动力，构成由"战略—BSC—QCC"组成的管理三角；②由"BSC 与 QCC"双驱动工具组合，形成"医院战略管理大循环、职能 BSC 管理中循环和科室 QCC 管理小循环"，三个 PDCA 循环相互融合，驱动医院实现愿景；③与 GB/T19580 政府质量奖组织成熟度评价吻合，是卓越绩效管理工具。

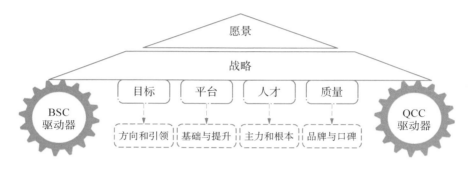

图 8-3-1 "BSC-QCC"双循环驱动

三、 应用推广

该模式在各类质量奖评比中推广： 全国质量奖评审（全国各级医院参与）、全国医院品管圈大赛（近 6 000 家医院参与）、上海市市长质量奖、上海市各区区长质量奖、上海市医院品管圈大赛。

该模式在各级教育培训中推广： 国家卫健委能力建设与继续教育中心课程、QCC 培训平台、品管圈培训基地、医院国家级继续教育"医院质量与安全管理东海论坛"、复旦大学本科教育课程"现代医院质量评价与管理工具运用"。

本篇小结

本篇对品管圈、平衡计分卡、"BSC—QCC"双驱动模型进行系统、全面的描述，促进医院的领导者、管理者能够认识到在战略管理中需要借助科学的管理工具来提升管理的能力，促进管理者之间及管理者与员工之间正常、有效地沟通，对医院的发展战略达成共识，促进医院能够准确地描述自身的发展战略，从而使医院在战略运用中取得符合自身发展的业绩。

参考文献

[1] LOUIS RUBINO,魏东海.市场经济与医院管理战略——美国医院的外环境变化及其五种管理战略选择 [J].中国医院管理,2001(1): 56 - 58.

[2] 安健,徐昕,马兴荣.基于资源视角的"互联网＋"时代医院发展路径分析 [J].中国医院管理,2018,38(8): 43 - 44.

[3] 安健,尹爱田,张容瑜,等.医院内不同群体的知识管理战略选择——基于医院文化的视角 [J].中国卫生事业管理,2013,30(1): 17 - 19.

[4] 包纯安,夏志国.谈医院战略控制的管理过程 [J].网友世界,2014(4): 64.

[5] 曹洋,白卫国.以 SWOT 分析法为例的中医医院战略管理方案评价与选择 [J].中国医药导报,2016,13(31): 136 - 139.

[6] 陈民.集团化公立医院内部控制体系的探讨——以瑞医集团为例 [J].会计之友,2011(7): 28 - 31.

[7] 崔颖,战略管理 [M].北京: 北京大学出版社,2017.

[8] 杜天信,白颖.面向医疗市场的医院战略管理组织 [J].中医药管理杂志,2005,13(4): 10 - 12.

[9] 高红,蔡泳,马进.上海 25 所公立医院对平衡记分卡的认知度调查 [J].上海交通大学学报(医学版),2007(9): 1153 - 1155.

[10] 何甘华,覃志义,曾科辉.企业医院新形势下的发展战略 [J].现代医院,2011,11(10): 87 - 89.

[11] 胡杨静,韩春雷.医院人力资源信息化建设优化方案研究 [J].中国医院,2018,22(7): 68 - 70.

[12] 黄葭燕,卢红建,薛迪,等.某二级甲等医院职工对医院发展战略的思考 [J].中国医院管理,2007(4): 18 - 20.

[13] 柯贤柱.广州市黄埔区中医医院发展战略研究 [D].成都: 西南交通大学,2009.

[14] 李建华,施祖留.医院发展战略分析 [J].中华医院管理杂志,2004(9): 9 - 12.

[15] 李圣才.医院信息化建设的战略选择 [J].中国数字医学,2013,8(11): 1.

[16] 李滔,付晓,方鹏骞.武汉市国有企业医院改制的 SWOT 分析及战略决策方案研究 [J].医学与社会,2014,27(5): 14 - 17 + 1.

[17] 李文盛.基于平衡计分卡的公立医院绩效管理体系探析 [J].中国乡镇企业会计,2019(8): 166 - 167.

[18] 李永良,安广文,杨立宇.医院战略策略的确定 [J].解放军医院管理杂志,1999(6): 421 - 423.

［19］　梁艳超,王辰,黄爱萍,等.医院战略管理研究现状与存在的问题［J］.中华医院管理杂志,2009,25(12)：797－800.

［20］　刘锟,唐时奎.儿童专科医院战略规划的制定与实施探讨［J］.中华医学教育探索杂志,2016,15(10)：1074－1077.

［21］　刘琳.公立医院竞争战略的选择与实施——以江苏省人民医院分析为例［J］.中国卫生产业,2017,14(22)：185－190.

［22］　刘诗强.医院战略管理的性质、特征和过程［J］.中国医院管理,2001(02)：17－19.

［23］　全国经济专业技术资格考试参考用书编委会,高级经济管理实务［M］.北京：中国人事出版社,2020：14－15.

［24］　邵珠.日本研讨医院经营战略［J］.中国医院管理,1987(4)：53－55.

［25］　孙波.公立医院应强化目标和规划管理［J］.中国卫生人才,2021(01)：30－32.

［26］　田立启,杨士进,张云,等.医院战略薪酬管理体系框架设计［J］.中国卫生事业管理,2013,30(4)：253－254＋257.

［27］　王开平,王瑞,王磊.医院战略规划和战略执行流程研究［J］.解放军医院管理杂志,2007(9)：707－708.

［28］　王向东.医院发展要有明确的战略目标［J］.解放军医院管理杂志,1998,5(3)：222－231.

［29］　王向东.医院核心价值观不可或缺［J］.解放军医院管理杂志,2015,22(1)：65－67.

［30］　王棪,余波,曾艺鹏,等.全国医院品管圈大赛"主题选定"评析［J］.中国卫生质量管理,2019,26(2)：89－91.

［31］　吴晓君,余波,沈亮红,等.基于SWOT分析的区域医疗中心发展战略探讨［J］.中国医院管理,2017,37(8)：72－73.

［32］　吴晓君,曾艺鹏,沈亮红,等.构建医院安全文化［J］.中国卫生质量管理,2017,24(S2)：29－31.

［33］　吴晓君,曾艺鹏,沈亮红,等.医院进行JCI认证的意义与医院安全文化持续改进研究［J］.中国卫生标准管理,2017,8(20)：14－17.

［34］　吴晓君,赵丹丹,余波,等.医院应对突发疫情实施闭环管理的实践与探讨：以上海市浦东医院为例［J］.上海医学,2021,44(9)：692－694.

［35］　伍卫芳.邵阳市中西医结合医院的波特"五力模型"分析［J］.管理观察,2019(4)：178－179.

［36］　夏仕笑,胡银环,邓璐,等.基于PEST模型的我国互联网医院发展影响因素分析［J］.中国医院,2019,9(23)：5－7.

［37］　邢慧敏.战略管理控制标准与内部控制的关系解析［J］.财会学习,2019(27)：251＋253.

［38］　徐建德,高飞,夏丽芳,等.医院绩效考核指标体系构建［J］.解放军医院管理杂志,2019(6)：534－538.

［39］　徐力新,郑阳晖.结合战略管理　提高财务分析的实用性［J］.中国卫生经济,

2009,28(12): 89 - 92.

[40] 许萍.运用波特竞争战略理论促进医院发展的实践 [J].中华医院管理杂志, 2004, 20 (11): 667 - 669.

[41] 尹庄.医院发展规划编制及执行的思考与建议 [J].医院管理论坛, 2017, 34 (1): 5 - 7.

[42] 余波,王薇,吴晓君,等.分级诊疗下业务紧密型医疗卫生协同网建设的实践 [J]. 中国医院管理,2015,35(12): 7 - 9.

[43] 余波,王椋,曾艺鹏,等.全国医院品管圈大赛"真因验证"评析 [J].中国医院管理,2018,38(10): 78 - 80.

[44] 余波,曾艺鹏,吴晓君,等.公立医院"平战结合"疫情防控长效机制构建 [J].中国医院院长,2020,16(24): 70 - 72.

[45] 俞彤,胡鸿,卞呈祥.新医改背景下的公立医院战略管理分析 [J].经济研究导刊, 2010(18): 201 - 202.

[46] 张汉,余波,叶敏,等.基于目标管理的区域医疗中心构建模式探索 [J].中国医院,2019,23(3): 32 - 34.

[47] 张邈,王艳.组织战略管理中的反馈控制系统 [J].陕西经贸学院学报,2002(3): 91 - 93.

[48] 赵黎黎.大中型企业战略重组系统模型及反馈 [J].南昌大学学报(理科版), 2014,38(3): 278 - 288.

[49] 赵明,鲁冰,王爱荣,等.上海市级公立医院战略规划体系的构建与应用 [J].中国医院, 2021, 25 (2): 17 - 20.

[50] 赵婷.网络经济正反馈机制下的企业竞争战略 [J].中国科技信息,2007(19): 155 + 157.

[51] 郑阳晖.大型公立医院扩张型战略模式原因分析 [J].中国卫生经济,2012,31 (12): 27 - 29.

[52] 邹郁松,黄爱萍.深化卫生改革 探索中国医院战略管理 [J].医院院长论坛, 2010,7(3): 47 - 51.

[53] 姚裕群,唐代盛,鄢圣文.从组织战略到人力资源管理 [J].东亚经营管理学会国际联盟第八届学术研讨会, 2006.

[54] 《人人健康》编辑部.美国梅奥诊所——病人的需要第一 [J].人人健康,2015.

[55] 卓越绩效评价准则实施指南 [J].中国质量技术监督,2012(12):4.

[56] 申剑.基于卓越绩效管理的我国城市政府管理研究 [M].昆明:云南大学出版社,2008.

[57] 李建华.现代企业文化通识教程 [M].上海:立信会计出版社,2008.

[58] 凌成兴,王清葆.领导干部国防教育读本 [M].南昌:江西教育出版社,2008.

[59] 范钺,陈锐.管理学原理 [M].成都:电子科技大学出版社,2009.

[60] 梁栩.科学接受与主体价值 [J].企业导报,2011(14):2.

[61] 邱爱芳.高校青年教师的工作价值观,成就目标定向与其职业承诺的关系 [D]. 济南:山东师范大学,2010.

[62] 刘丽君.我国现阶段体育核心价值观研究 [D].济南：山东师范大学，2010

[63] 王志美，衣冠勇，李涛.管理学原理 [M].北京：中国物资出版社，2004.

[64] 王向东.医院持续发展 [M].上海：上海科学技术出版，2006.

[65] 宋天天.有效管理的 21 条黄金法则 [M].北京：中国文联出版社，2005.

[66] 王平换.企业战略管理 [M].重庆：重庆大学出版社，2004.

[67] 徐德志.美国跨国公司经营术 [M].广州：广东旅游出版社，2000.

[68] 陈莞，倪德玲.最成功的管理模式：全球 10 家顶级企业的卓越管理模式 [M].北京：经济科学出版社，2003.

[69] 金桂生，宋永高，彭学兵.管理学：理论与实践 [M].杭州：浙江大学出版社 2010.

[70] 赵涛，潘欣鹏.项目范围管理 [M].北京：中国纺织出版社，2004.

[71] 李中兴.最新中层领导必修课 [M].北京：台海出版社，2006.

[72] 卫虎娃.管理导航企业目标管理手册 [M].北京：人民中国出版社，1998.

[73] 张莹.竞争情报在武汉市大型公立医院战略管理中应用模式的研究 [D].武汉：华中科技大学，2006.

[74] 焦华.现代医院的战略管理研究——以济宁市第一人民医院为例 [D].北京：北京交通大学，2008.

[75] 刘刚.哈尔滨医科大学附属第一医院发展战略研究 [D].哈尔滨：哈尔滨工业大学，2007.

[76] 陈晓鸥.如何制定战略规划——关于媒体业 IT 部门战略规划问题的研讨·上篇 [M].中国传媒科技，2005(3)：46 - 49.

[77] 梁东.企业战略管理 [M].北京：机械工业出版社，2004.

[78] 王军.十堰市太和医院品牌营销策略研究 [D].天津：河北工业大学，2008.

[79] 董炜.武汉 YD 制药公司发展战略研究 [D].南京：东南大学，2012.

[80] 邵伟霞.企业管理咨询 [M].北京：人民日报出版社，2006.

[81] 孙玉.浅谈工程公司的国际化企业战略管理 [J].经济视野，2014(18)：1.

[82] 陈忠卫.战略管理 [M].大连：东北财经大学出版社，2007.

[83] 付亚和，许玉林.绩效管理 [M].上海：复旦大学出版社，2003.

[84] 林广瑞，李沛强.企业战略管理 [M].杭州：浙江大学出版社，2007.

[85] 蒋运通.企业战略管理理论、过程与实践 [M].北京：企业管理出版社，2006.

[86] 王湘衡，李子成.平衡计分卡，经济增加值与绩效评价——以新疆肿瘤医院为例 [J].江苏科技信息（学术研究），2010(8)：32 - 35.

[87] 任毅,黄燕,李江峰,田立启.我国医院战略成本管理框架体系的构建与分析 [J].中国医院管理，2020,40(08)：46 - 49.

[88] 戴萍.大学生职业生涯规划中的目标管理应用探析 [J].现代职业教育，2018(23)：35.

[89] 杨召华.浅析中小企业的营销策略 [J].中国管理信息化，2016,19(10)：52 - 53.

[90] 刘庭芳.我国医院品管圈活动综述 [J].中国医院，2015,19(07)：1 - 3.

[91] 方晶,苏瑞.企业如何运用平衡计分卡进行绩效管理 [J].人力资源管理，2012

(08):172 - 173.

[92] 张淑荣. STP 策略在企业发展过程中的应用 [J]. 科技信息,2011(27):186 + 218.

[93] 杨锡强. 学科建设在临床重点专科发展中的地位 [J]. 中华儿科杂志,2011(08):561 - 563.

[94] 俞彤,胡鸿,卞呈祥. 新医改背景下的公立医院战略管理分析 [J]. 经济研究导刊,2010(18):201 - 202.

[95] 肖亚洲,陈立章. 新形式下医院发展探讨 [J]. 中国现代医学杂志,2008(11):1628 - 1629.

[96] 马进,孔巍. 应用平衡计分卡实施医院战略管理 [J]. 中华医院管理杂志,2005(11):732 - 735.

[97] 薛迪. 我国医院战略管理实践的基础 [J]. 中国医院管理,2004(07):13 - 15.

后 记

　　本书终于完稿，在付梓刊印之际，心中感慨万千⋯⋯

　　三年前在完成国家卫生健康委员会能力建设和继续教育中心的医院战略管理课题之时，结题报告只有几万字，而回顾浦东医院这十年的发展，凝聚着全体浦医人开拓进取砥砺前行所取得的斐然成绩，却远远不够几万字可以展现。

　　要感谢全体浦医人，感谢我们的同志、管理干部们，正是因为你们有高度的责任心和使命感，为了医院的发展，兢兢业业、勤勤恳恳、以院为家年终无休，始终满腔热情奋战在医疗学科建设与抗疫的第一线，我们医院才有了今天跨越发展的成绩和坚守上海"东大门"的责任担当。 青衿之志，履践致远，我相信，"与时逐，铸精医"的医院精神已经深深写入浦医人的基因，我们目标坚定，知行合一，众志成城，建成高品质高安全国际化研究型医学中心的医院愿景就一定能达到，医院建院百年时的辉煌也一定能实现。

　　要感谢各级领导和主管部门对浦东医院发展的关心和支持，无论是区域卫生规划的顶层设计，创建三级医院、建设大学附属医院等事关医院转折的重大历史时刻，还是医院发展中的点点滴滴，无不体现了对浦东医院建设成高水平、现代化的大型医疗中心的厚望与期待。 我相信，在公立医院高质量发展的新时代，浦东医院会始终不渝地为更多的患者提供更高水平、更优质、更满意的医疗服务。

　　更要感谢我院名誉院长、原卫生部部长张文康先生，他在我院国际质量认证、创三级等医院发展的重要时刻，多次不辞辛劳连夜赶至上海，为医院的发展事业运筹帷幄，殚精竭虑。 感谢医院管理专家、国内医院品管圈推行和研究的领军人物刘庭芳教授，亲自指导与悉心指教浦东医院推行品管圈管理与质量管理工具的运用，使浦东医院能高质量科学发展。 感谢高解春教授，他在公立医院高质量发展道路上多次给予浦东医院"指路明灯"般的全面剖析与独到见解，字字真言、句句箴言，启发了浦东医院以高质量发展为抓手，在确保医疗质量安全的前提下，推动学科建设。感谢白继庚教授、陈志兴教授，多年来始终如一地支持浦东医院的发展，在医疗质量提升、学科建设、科研发展等各方面屡屡提出宝贵意见，不断启发我们开拓创新领航方向。

感谢曾和我并肩战斗过的同事，像黄建明副院长、周云团副院长，还有其他曾经在浦东医院工作过的"浦医战友"们，像浦东新区公利医院严建军书记、浦东新区人民医院禹宝庆书记，虽然你们已经离开了浦医，但浦医的发展史上有你们留下的浓墨重彩的一笔。"聚是一团火"，共事期间我们一同为医院的发展筹谋，为医院的坎坷填土；"散是满天星"，无论你们在哪个地方、哪个岗位，都是"浦医人"，浦医以你们为傲为荣。

感谢一直以来关心与指导浦东医院发展的各位专家学者及朋友们，是你们的传道、授业、解惑，让浦东医院虽处偏远但"志存高远"，始终与时代发展同频共振。感谢我们的写作小组，为本书的编写日以继夜，为资料收集、书稿起草、文字校对等花费了大量的精力和时间。感谢优秀的医院同行、管理专家，用实际的案例和研究为本书的编写提供参考和理论依据。

以上感谢，依然难免有遗漏，恳望海涵。同时，本书为教学用本，部分文字与图表引用了文献及网络资料等。如有不当及版权需求，请与编写工作组联系。

再次感谢每位帮助过浦东医院建设发展和本书出版的每个人。

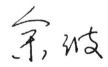

图书在版编目(CIP)数据

公立医院战略管理案例与实操/余波,杜忠华主编.—上海:复旦大学出版社,2023.1
ISBN 978-7-309-16093-2

Ⅰ.①公… Ⅱ.①余… ②杜… Ⅲ.①医院-战略管理 Ⅳ.①R197.32

中国版本图书馆 CIP 数据核字(2021)第 280611 号

公立医院战略管理案例与实操
余 波 杜忠华 主编
责任编辑/王 瀛

复旦大学出版社有限公司出版发行
上海市国权路 579 号 邮编:200433
网址:fupnet@ fudanpress.com http://www.fudanpress.com
门市零售:86-21-65102580 团体订购:86-21-65104505
出版部电话:86-21-65642845
常熟市华顺印刷有限公司

开本 787 × 1092 1/16 印张 17 字数 259 千
2023 年 1 月第 1 版
2023 年 1 月第 1 版第 1 次印刷

ISBN 978-7-309-16093-2/R · 1932
定价:78.00 元